Operatieve zorg en technieken

L. Bruggink-Gerrits, Lochem, Nederland   *Serieredacteur*
M. van de Fliert, Gouda, Nederland   *Serieredacteur*
I. Larmené, Culemborg, Nederland   *Serieredacteur*
J. Stuart, Amsterdam, Nederland   *Serieredacteur*

Dit boek *Mond-, kaak- en aangezichtschirurgie* is onderdeel van de reeks 'Operatieve zorg en technieken' voor de hbo-opleidingen voor operatieassistenten en anesthesiemedewerkers.

Reeks Operatieve zorg en technieken

De boeken in de serie 'Operatieve zorg en technieken' bieden kennis voor de opleidingen op hbo-niveau voor operatieassistenten en anesthesiemedewerkers. Bij een aantal uitgaven zijn online aanvullende materialen beschikbaar, zoals video's en toetsen.

Bestellen

De boeken zijn te bestellen via de boekhandel of rechtstreeks via de webwinkel van uitgeverij Bohn Stafleu van Loghum: ►www.bsl.nl

Redactie

De redactie van de serie 'Operatieve zorg en technieken' bestaat uit Linda Bruggink-Gerrits, Martijn van de Fliert, Ingrid Larmené en Janine Stuart die ieder de uitgaven van een van de opleidingen coördineren.

Linda Bruggink-Gerrits is onderwijs- en zorgprofessional, freelance opleidingsadviseur, e-learningontwikkelaar en tekstschrijver.

Martijn van de Fliert is coördinator Unit Medisch Assisterend Erasmus MC Zorgacademie en operatieassistent in het Erasmus MC te Rotterdam.

Ingrid Larmené is onderwijs- en TTO-coördinator vmbo, Koningin Wilhelmina College te Culemborg.

Janine Stuart is operatieassistent en voorzitter van de Commissie Onderwijs Landelijke Vereniging van Operatieassistenten (LVO).

Arris Schuurkamp
Annelies Detmar-van der Meulen

Mond-, kaak- en aangezichtschirurgie

Derde, herziene druk

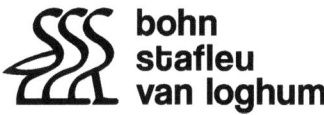

Houten 2018

ISSN 2520-1972   ISSN 2520-1980 (electronic)
Operatieve zorg en technieken
ISBN 978-90-368-2108-7   ISBN 978-90-368-2109-4 (eBook)
https://doi.org/10.1007/978-90-368-2109-4

© Bohn Stafleu van Loghum is een imprint van Springer Media B.V., onderdeel van Springer Nature
2010, 2017, 2018
Alle rechten voorbehouden. Niets uit deze uitgave mag worden verveelvoudigd, opgeslagen in een geautomatiseerd gegevensbestand, of openbaar gemaakt, in enige vorm of op enige wijze, hetzij elektronisch, mechanisch, door fotokopieën of opnamen, hetzij op enige andere manier, zonder voorafgaande schriftelijke toestemming van de uitgever.

Voor zover het maken van kopieën uit deze uitgave is toegestaan op grond van artikel 16b Auteurswet j° het Besluit van 20 juni 1974, Stb. 351, zoals gewijzigd bij het Besluit van 23 augustus 1985, Stb. 471 en artikel 17 Auteurswet, dient men de daarvoor wettelijk verschuldigde vergoedingen te voldoen aan de Stichting Reprorecht (Postbus 3060, 2130 KB Hoofddorp). Voor het overnemen van (een) gedeelte(n) uit deze uitgave in bloemlezingen, readers en andere compilatiewerken (artikel 16 Auteurswet) dient men zich tot de uitgever te wenden.

Samensteller(s) en uitgever zijn zich volledig bewust van hun taak een betrouwbare uitgave te verzorgen. Niettemin kunnen zij geen aansprakelijkheid aanvaarden voor drukfouten en andere onjuistheden die eventueel in deze uitgave voorkomen. De uitgever blijft onpartijdig met betrekking tot juridische aanspraken op geografische aanwijzingen en gebiedsbeschrijvingen in de gepubliceerde landkaarten en institutionele adressen.

NUR 891
Basisontwerp omslag: Studio Bassa, Culemborg
Automatische opmaak: Scientific Publishing Services (P), Ltd., Chennai, India

Bohn Stafleu van Loghum
Walmolen 1
Postbus 246
3990 GA Houten

www.bsl.nl

Voorwoord redactie

De makers van de boekenreeks 'Operatieve zorg en technieken' zijn, sinds de oprichting in 1992, uitgegroeid tot een enthousiast, actief schrijverscollectief dat bestaat uit vele vakinhoudelijke deskundigen. In de tussenliggende jaren heeft het schrijverscollectief laten zien dat het kan voorzien in een groot deel van de informatiebehoefte binnen het vak operatieve zorg en technieken. De missie, de visie en de doelen van de boekenreeks zijn geformuleerd – en worden bewaakt – door een vierkoppige redactie.

Missie

Het schrijverscollectief en zijn redactie stellen zich tot taak een bijdrage te leveren aan de kwaliteit van de opleiding tot operatieassistent.

Visie

De redactie is van mening dat:
- kennis de basis moet vormen van handelen;
- kennis van operatieve therapie en het faciliteren hiervan de operatieassistent in staat moet stellen eigen observaties op de juiste wijze om te zetten in beroepsmatig handelen, interventies en evaluaties;
- de operatieassistent een niet met andere disciplines uitwisselbare rol vervult binnen het operatieteam.

Doelstellingen

De boekenreeks OZT kan (aankomend) operatieassistenten en anesthesiemedewerkers:
- de essentiële vakinformatie aanbieden ten behoeve van observatie, planning, uitvoering en evaluatie van hun beroepstaken;
- behulpzaam zijn bij het leggen van verbanden tussen hun observaties en de organisatie van hun werkzaamheden;
- aansporen hun beroepsmatig handelen te onderbouwen aan de hand van de achtergronden en theoretische kaders van hun specifieke beroepsinhoud.

Het eerste deel van de reeks is het Basisboek. Dit is een algemeen oriënterend boek waarin de lezer kennismaakt met een aantal grondbeginselen die later in de opleiding tot operatieassistent kunnen worden geïntegreerd. De structuur van het basisboek wijkt af van de overige delen uit de boekenreeks, doordat de leerling na het verwerven van de basiskennis (en -vaardigheden) deze gaat toepassen bij de diverse deelspecialismen. De overige delen uit de boekenreeks zullen enkele basisprincipes niet meer uitwerken omdat ze als bekend worden verondersteld.

De redactie van het schrijverscollectief verzoekt de lezer dringend onjuistheden en/of verbeteringen bekend te maken bij de uitgever en/of auteur(s), zodat de serie blijft aansluiten bij de praktijk.

De redactie,
Voorjaar 2018

Inhoud

1	**Het gebit**	1
1.1	Inleiding	2
1.2	Operaties	6
1.2.1	Vrijleggen van een hoektand	6
1.2.2	Autotransplantatie van gebitselementen	7
1.2.3	Extractie van gebitselementen	9
1.2.4	Apexresectie	13
1.2.5	Logeabces	15
2	**Fracturen**	19
2.1	Inleiding	20
2.2	Operaties	24
2.2.1	Mandibulafractuur	24
2.2.2	Le Fort I-fractuur	29
2.2.3	Le Fort II-fractuur	32
2.2.4	Le Fort III-fractuur	36
2.2.5	Bimaxillaire fractuur	40
2.2.6	Zygomafractuur	41
2.2.7	Arcus zygomaticus-fractuur	44
2.2.8	Orbitawandfractuur	46
3	**Kaakstandcorrecties**	51
3.1	Inleiding	52
3.1.1	Preoperatief onderzoek	53
3.1.2	Behandelingen	55
3.1.3	Postoperatief	56
3.2	Operaties	57
3.2.1	Kinplastiek	57
3.2.2	Intraorale verticale ramus-osteotomie/verticale ramus-osteotomie	59
3.2.3	Bilaterale sagittale splijtingsosteotomie/sagittale splijtingsosteotomie	61
3.2.4	Le Fort I-osteotomie	63
3.2.5	Zygomaosteotomie	66
3.2.6	Plaatsen van een transmandibulaire distractor (TMD)	69
3.2.7	Plaatsen van een transpalatinale distractor (TPD)	71
3.2.8	Plaatsen van een distractor op corpus en ramus mandibula	73
4	**Kaakgewricht**	75
4.1	Inleiding	76
4.1.1	Preoperatief	76
4.1.2	Aandoeningen van het kaakgewricht	77
4.1.3	Niet-operatieve behandelingen	79
4.1.4	Operatieve behandelingen	80
4.1.5	Postoperatief	80
4.2	Operaties	81

4.2.1	Artroscopie	81
4.2.2	Condylectomie	83
4.2.3	Eminectomie	86
5	**Preprothetische chirurgie en implantologie**	**89**
5.1	**Inleiding**	90
5.1.1	Geschiedenis	90
5.1.2	Indicaties	91
5.1.3	Preoperatief	92
5.1.4	Behandelingen	92
5.1.5	Postoperatief	94
5.2	**Operaties**	94
5.2.1	Bottransplantaat uit de crista iliaca	94
5.2.2	Omslagplooiplastiek/mondbodem-vestibulumplastiek	96
5.2.3	Sinusbodemelevatie	99
5.2.4	Plaatsen van tandwortelimplantaten	101
6	**Oncologie**	**105**
6.1	**Inleiding**	106
6.1.1	Tumoren	106
6.1.2	Behandeling van hoofd-halstumoren	109
6.2	**Oncologie in het hoofd-halsgebied**	110
6.2.1	Tumoren in de hals	111
6.2.2	Lipcarcinomen	112
6.2.3	Mondholte- en orofarynxcarcinomen	112
6.2.4	Tongcarcinomen	113
6.2.5	Mondbodemcarcinomen	113
6.2.6	Tumoren van het wangslijmvlies	114
6.2.7	Carcinomen van de gingiva van de maxilla en van het palatum durum	114
6.2.8	Chirurgische oncologische principes	114
6.3	**Nederlandse Werkgroep Hoofd-HalsTumoren**	115
6.4	**Operaties**	116
6.4.1	Wigexcisie van de lip	116
6.4.2	Behandeling van erytroplakie en leukoplakie	117
6.4.3	Excisie van tongtumor	118
6.4.4	Maxillectomie	120
7	**Bijzondere ingrepen**	**125**
7.1	**Inleiding**	126
7.2	**Operaties**	126
7.2.1	Verwijderen van de glandula sublingualis en omleiden van de ductus submandibularis beiderzijds	126
7.2.2	Kaakhoekreductie	128
7.2.3	Supraorbitale reductie/benigne voorhoofdscorrectie/frontal bossing	129
7.2.4	Mandibulotomie	131
7.2.5	Sialendoscopie	133

Bijlagen 135
Chirurgisch instrumentarium 136
Literatuur 156
Register 158

Medewerkers

Auteurs
Arris Schuurkamp
Operatieassistent in het VUmc in Amsterdam

Annelies Detmar-van der Meulen
Operatieassistent, werkzaam voor het TMI in Amsterdam

Redactie van de boekenreeks Operatieve Zorg en technieken
Linda Bruggink-Gerrits
Onderwijs en zorgprofessional, freelance opleidingsadviseur, e-learning ontwikkelaar en tekstschrijver

Martijn van de Fliert
Coördinator Unit Medisch Assisterend Erasmus MC Zorgacademie en operatieassistent in het Erasmus MC in Rotterdam

Ingrid Larmené
Docent Gezondheidskunde aan het Koningin Wilhelmina College in Culemborg

Jeanine Stuart
Operatieassistent en voorzitter van de Commissie Onderwijs Landelijke Vereniging van Operatieassistenten (LVO)

Inleiding

Veel ingrepen hebben basiskenmerken met elkaar gemeen. Om bij het beschrijven van de diverse ingrepen niet steeds in herhaling te vervallen, wordt in deze inleiding een aantal procedures en bijzonderheden/wetenswaardigheden binnen de mond-, kaak- en aangezichtchirurgie/MKA-chirurgie uitgelegd en beschreven.

Voor de leesbaarheid wordt er in het hele boek in de mannelijke vorm over de patiënt en de specialist gesproken.

Anatomie

In deze paragraaf is een aantal figuren opgenomen van de anatomie (schedel ◘fig. 1, mandibula ◘fig. 2, mandibula lateraal ◘fig. 3 en het element ◘fig. 4) en van notaties en doorbraak van het kindergebit (◘fig. 5) en volwassen gebit (◘fig. 6).

Preoperatief onderzoek

Om een duidelijk beeld van de klachten van een patiënt te krijgen, een diagnose te kunnen stellen en vervolgens een goed behandelplan te kunnen opstellen wordt er bij het eerste bezoek van de patiënt een uitgebreid onderzoek gedaan. Dit onderzoek bestaat uit een anamnese, een lichamelijk onderzoek en een aanvullend onderzoek.

Anamnese

Een anamnese begint met het vragen naar de persoonlijke gegevens van de patiënt en eindigt met vragen naar het rookgedrag en het gebruik van alcohol en drugs.

Hiertussen liggen vragen naar:
— de klacht en/of de reden van de komst naar de kaakchirurg;
— de eventuele pijnklachten;
— wanneer en hoe de klacht is ontstaan;
— de symptomen;
— de gezondheidstoestand op dit moment;
— de medische voorgeschiedenis, ziekten, opnamen en ingrepen;
— het medicijngebruik;
— eventuele allergieën;
— de sociale omstandigheden van de patiënt, beroep, gezinssituatie, enzovoort.

Door de juiste vragen te stellen en goed te luisteren naar de patiënt ontstaat er een zo volledig mogelijk beeld van diens situatie op dat moment.

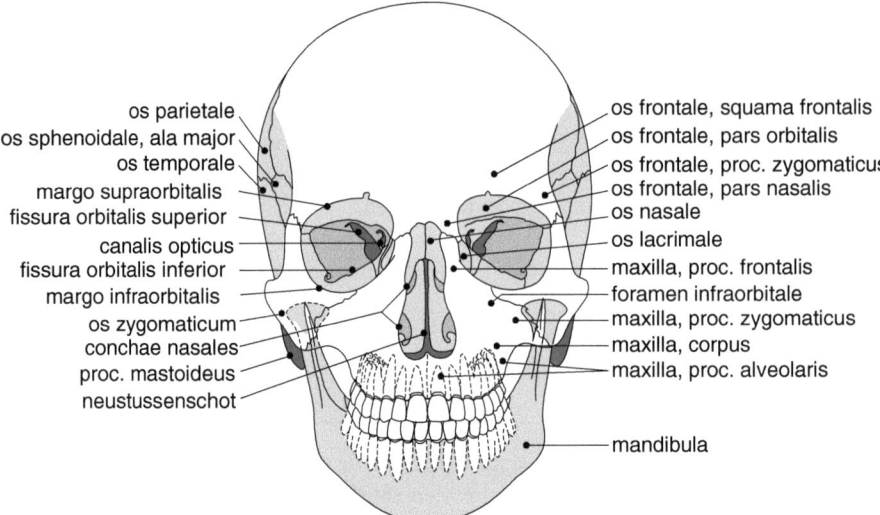

Figuur 1 Anatomie van de schedel

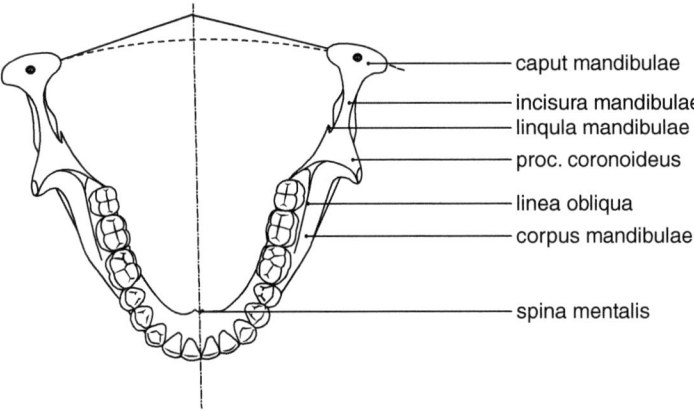

Figuur 2 Anatomie van de mandibula

Lichamelijk onderzoek

Bij kaakchirurgische patiënten bestaat dit lichamelijk onderzoek uit een intra- en een extraoraal onderzoek. Bij het intraorale onderzoek worden de mondholte, het gebit en het kaakgewricht geïnspecteerd en gepalpeerd. Bij het extraorale onderzoek kijkt men naar het gezicht en dan met name naar de symmetrie, eventuele littekens en zwellingen. De lymfeklieren en speekselklieren worden gepalpeerd en het kaakgewricht en de kauwspieren worden beoordeeld, onder andere op beweegbaarheid.

Inleiding

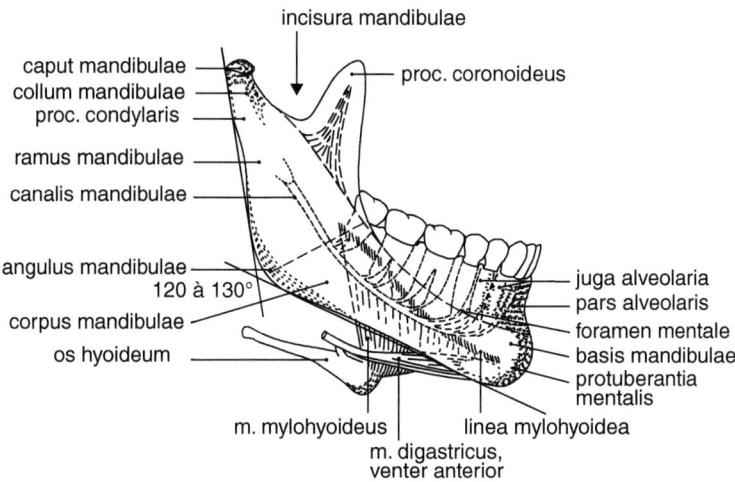

◘ Figuur 3 Anatomie van de mandibula lateraal

Aanvullend onderzoek

Laboratoriumonderzoek is het screenen van de patiënt, het mogelijk onderschrijven van de diagnose en het opsporen van eventuele afwijkingen die van invloed kunnen zijn op het verloop van de behandeling en het herstel van de patiënt.

Het laboratoriumonderzoek bestaat uit een klinisch-chemisch onderzoek en een hematologisch onderzoek. In de MKA-chirurgie wordt laboratoriumonderzoek weinig gebruikt, behalve om systemische aandoeningen met uitingen in het mond-, kaak- of aangezichtsgebied op te sporen.

Naast laboratoriumonderzoeken zijn er de beeldvormende onderzoeken. Beeldvormend onderzoek bestaat uit röntgenonderzoek en overig beeldvormend onderzoek, zoals de CT-scan, de MRI-scan, de botscan en echografisch onderzoek.

Hierna wordt een aantal röntgenonderzoeken besproken die binnen de mond-, kaak- en aangezichtschirurgie en de tandheelkunde veel worden gebruikt.

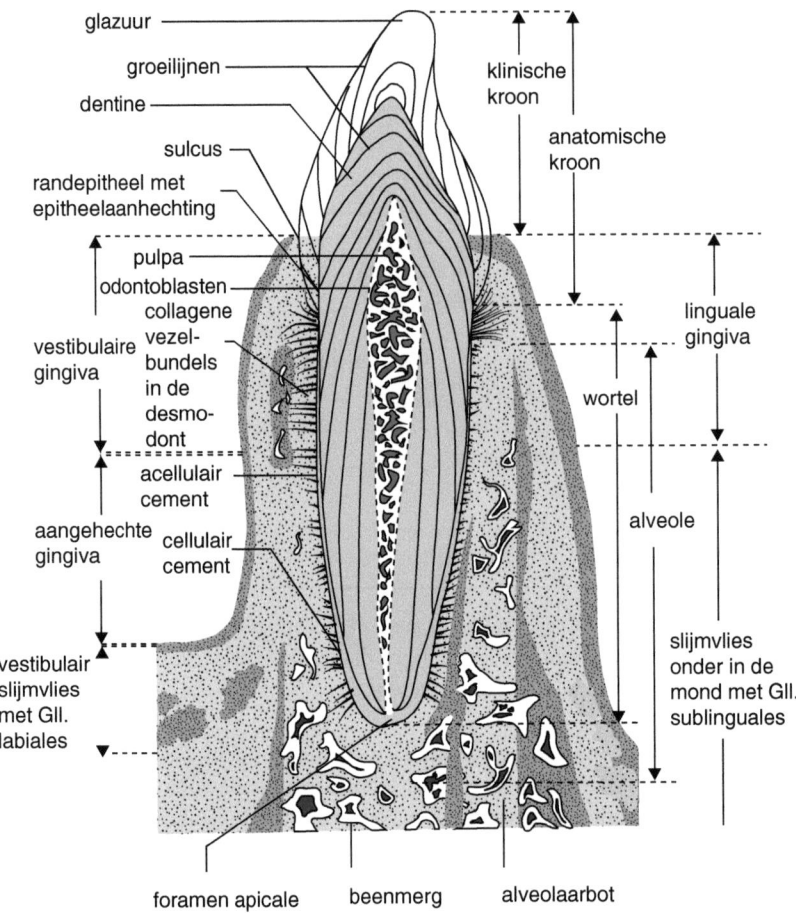

◘ Figuur 4 Anatomie van het element

Intraorale röntgenopnamen

Tandfilm
Bij een tandfilm wordt een opname gemaakt van een enkel element. Afhankelijk van de stand en positie van het röntgenplaatje kan gericht worden gekeken naar bijvoorbeeld de apex of juist de kroon van een element. Deze opname wordt veel gebruikt bij preventief gebitsonderzoek.

Bite-wing-opname
Bij de bite-wing-opname wordt een röntgenplaatje met daaraan een T-stukje tegen de buitenzijde van de elementen geplaatst. Het T-stuk wordt tussen de elementen geklemd om zo het röntgenplaatje op zijn plaats te houden. Deze opname wordt veel in de

Inleiding

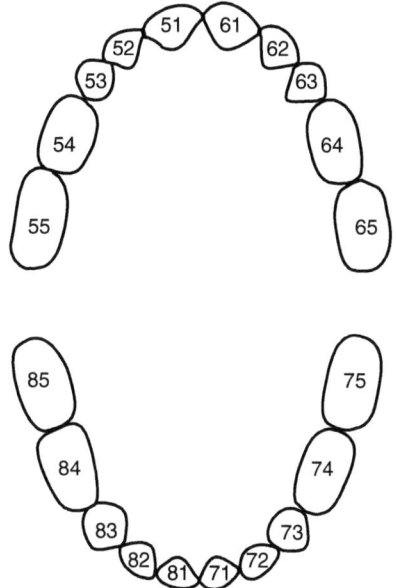

FDI, World dental federal	Amerikaans gebitschema	Latijnse aanduiding	Nederlandse naam	Kwadrant	Doorbraak
51	E	I 1 [incisief 1]	snijtand	1^e kwadrant	8-12 maanden
52	D	I 2 [incisief 2]	snijtand	1^e kwadrant	9-13 maanden
53	C	C [cuspidaat]	hoektand	1^e kwadrant	16-22 maanden
54	B	M1 [molaar 1]	ware kies	1^e kwadrant	13-19 maanden
55	A	M2 [molaar 2]	ware kies	1^e kwadrant	25-33 maanden
61	F	I 1 [incisief 1]	snijtand	2^e kwadrant	8-12 maanden
62	G	I 2 [incisief 2]	snijtand	2^e kwadrant	9-13 maanden
63	H	C [cuspidaat]	hoektand	2^e kwadrant	16-22 maanden
64	I	M1 [molaar 1]	ware kies	2^e kwadrant	13-19 maanden
65	J	M2 [molaar 2]	ware kies	2^e kwadrant	25-33 maanden
71	O	I 1 [incisief 1]	snijtand	3^e kwadrant	6-10 maanden
72	N	I 2 [incisief 2]	snijtand	3^e kwadrant	10-16 maanden
73	M	C [cuspidaat]	hoektand	3^e kwadrant	17-23 maanden
74	L	M1 [molaar 1]	ware kies	3^e kwadrant	14-18 maanden
75	K	M2 [molaar 2]	ware kies	3^e kwadrant	23-31 maanden
81	P	I 1 [incisief 1]	snijtand	4^e kwadrant	6-10 maanden
82	Q	I 2 [incisief 2]	snijtand	4^e kwadrant	10-16 maanden
83	R	C [cuspidaat]	hoektand	4^e kwadrant	17-23 maanden
84	S	M1 [molaar 1]	ware kies	4^e kwadrant	14-18 maanden
85	T	M2 [molaar 2]	ware kies	4^e kwadrant	23-31 maanden

◘ **Figuur 5** Notaties en doorbraak van het kindergebit

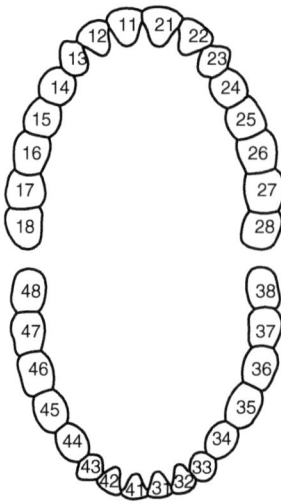

FDI, World dental federal	Amerikaans gebitschema	Latijnse aanduiding	Nederlandse naam	Kwadrant	Doorbraak
11	8	I 1 [incisief 1]	snijtand	1e kwadrant	7-8 jaar
12	7	I 2 [incisief 2]	snijtand	1e kwadrant	8-9 jaar
13	6	C [Cuspidaat]	hoektand	1e kwadrant	10-12 jaar
14	5	PM 1 [premolaar 1]	valse kies	1e kwadrant	10-11 jaar
15	4	PM 2 [premolaar 2]	valse kies	1e kwadrant	10-12 jaar
16	3	M1 [molaar1]	ware kies	1e kwadrant	6-7 jaar
17	2	M2 [molaar 2]	ware kies	1e kwadrant	12-13 jaar
18	1	M3 [molaar 3]	verstandskies	1e kwadrant	18-24 jaar
21	9	I 1 [incisief 1]	snijtand	2e kwadrant	7-8 jaar
22	10	I 2 [incisief 2]	snijtand	2e kwadrant	8-9 jaar
23	11	C [cuspidaat]	hoektand	2e kwadrant	10-12 jaar
24	12	PM 1 [premolaar 1]	valse kies	2e kwadrant	10-11 jaar
25	13	PM 2 [premolaar 2]	valse kies	2e kwadrant	10-12 jaar
26	14	M1 [molaar1]	ware kies	2e kwadrant	6-7 jaar
27	15	M2 [molaar 2]	ware kies	2e kwadrant	12-13 jaar
28	16	M3 [molaar 3]	verstandskies	2e kwadrant	18-24 jaar
31	24	I 1 [incisief 1]	snijtand	3e kwadrant	6-7 jaar
32	23	I 2 [incisief 2]	snijtand	3e kwadrant	7-8 jaar
33	22	cuspidaat	hoektand	3e kwadrant	9-10 jaar
34	21	PM 1 [premolaar 1]	valse kies	3e kwadrant	10-12 jaar
35	19	PM 2 [premolaar 2]	valse kies	3e kwadrant	11-12 jaar
36	20	M1 [molaar1]	ware kies	3e kwadrant	6-7 jaar
37	18	M2 [molaar 2]	ware kies	3e kwadrant	11-13 jaar
38	17	M3 [molaar 3]	verstandskies	3e kwadrant	18-24 jaar
41	25	I 1 [incisief 1]	snijtand	4e kwadrant	6-7 jaar
42	26	I 2 [incisief 2]	snijtand	4e kwadrant	7-8 jaar
43	27	cuspidaat	hoektand	4e kwadrant	9-10 jaar
44	28	PM 1 [premolaar 1]	valse kies	4e kwadrant	10-12 jaar
45	29	PM 2 [premolaar 2]	valse kies	4e kwadrant	11-12 jaar
46	30	M1 [molaar1]	ware kies	4e kwadrant	6-7 jaar
47	31	M2 [molaar 2]	ware kies	4e kwadrant	11-13 jaar
48	32	M3 [molaar 3]	verstandskies	4e kwadrant	18-24 jaar

◘ **Figuur 6** Notaties en doorbraak van het volwassen gebit

tandartsenpraktijk gebruikt om gelijktijdig enkele elementen van de onderkaak en de bovenkaak te controleren op bijvoorbeeld cariës. De tandwortels zijn op deze opname slechts gedeeltelijk te zien.

Occlusale opname

Bij een occlusale opname wordt een röntgenplaatje tussen de onder- en bovenkaak geplaatst. De patiënt bijt het röntgenplaatje vast. Op deze manier kan er een opname van de onder- of bovenkaak worden gemaakt. Bij een occlusale bovenkaakopname zijn, indien aanwezig, fracturen en verschoven of extra elementen zichtbaar. Bij een occlusale opname van de onderkaak zijn behalve fracturen en verschoven of extra elementen ook eventuele speekselstenen zichtbaar.

Extraorale röntgenopnamen

Orthopantomogram (OPT)

Het OPT is een overzichtsfoto van zowel de onder- als de bovenkaak. Het is een veelgebruikte opname binnen de mond-, kaak- en aangezichtschirurgie, die bij vrijwel alle kaakchirurgische patiënten wordt gemaakt (◘fig. 7). Het OPT geeft een goed beeld van eventuele fracturen, al dan niet doorgebroken elementen, wortelresten en pathologische processen in de onder- en de bovenkaak.

Laterale schedelopname

De laterale schedelopname is een 'en profil'-opname van de schedel (◘fig. 8). De opname laat eventuele fracturen zien, maar wordt ook gebruikt om de stand van de kaken te beoordelen en chirurgische correcties van de onder- en bovenkaak, de jukbeenderen of het voorhoofd te plannen.

Occipitomentale opname vlg. Waters

Bij de occipitomentale opname vlg. Waters, ook wel voorachterwaartse schedelopname vlg. Towne, rust de kinpunt tegen de röntgenplaat en de röntgenbuis 'schiet' vanaf het achterhoofd op de plaat. De opname wordt gebruikt om eventuele fracturen van de maxilla, de orbita of het zygoma op te sporen.

Townes fronto-suboccipitale opname

Hierbij rust het voorhoofd tegen de röntgenplaat en wordt er 'geschoten' van onder het achterhoofd. De opname wordt gebruikt ter beoordeling van de kaakkopjes bij bijvoorbeeld kaakgewrichtsklachten of fracturen van het kaakkopje en het collum mandibula.

Occipitomentale opname vlg. Lilienfeld

Deze opname komt grotendeels overeen met de occipitomentale opname vlg. Waters, met het verschil dat de röntgenbuis 'schiet' ter hoogte van het achterhoofd, waarbij de hoek waarin geschoten wordt 30° boven het horizontale vlak ligt. Deze opname wordt gebruikt voor het opsporen of uitsluiten van maxillafracturen en fracturen van de processus coronoideus.

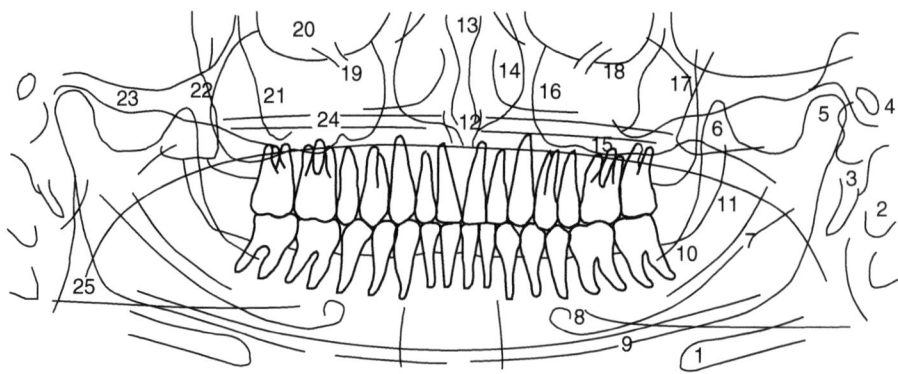

1 hyoïd
2 wervelkolom
3 processus stiloideus
4 porus acusticus externus/uitwendige gehoorgang
5 processus condylaris
6 processus coronoideus
7 canalis mandibula
8 foramen mentale
9 basale substantia compacta
10 linea obliqua
11 crista buccinateria
12 spina nasalis anterior
13 septum nasi
14 concha nasalis inferior
15 bodem sinus maxillaris
16 nasale wand sinus maxillaris
17 achterwand sinus maxillaris
18 infraorbitale rand orbita
19 canalis infraorbitalis
20 orbita
21 linea innominata (dorsale vlak van de processeus zygomaticus maxillae)
22 zygoma
23 arcus zygomaticus
24 palatum durum
25 keelholte

◘ **Figuur 7** Röntgenanatomie in het orthopantomogram (OPT)

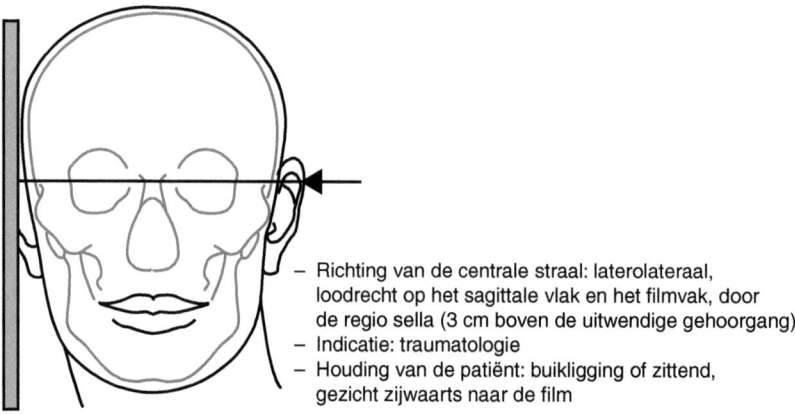

- Richting van de centrale straal: laterolateraal, loodrecht op het sagittale vlak en het filmvak, door de regio sella (3 cm boven de uitwendige gehoorgang)
- Indicatie: traumatologie
- Houding van de patiënt: buikligging of zittend, gezicht zijwaarts naar de film

◘ **Figuur 8** Laterale schedelopname

Arcusopname/submentovertex

Het achterhoofd rust tegen de plaat en de röntgenstraal ligt 5° onder het horizontale vlak. Deze opname laat de schedelbasis zien en wordt gebruikt om fracturen van de arcus zygomaticus aan te tonen of uit te sluiten.

Computertomografie (CT)

CT-scan

Een röntgenbuis draait 360° rondom de patiënt en maakt zo doorsnedeopnamen. Een computer verwerkt de resultaten tot een beeld.

Cone-beam-CT

Een cone-beam-CT is een CT-scan waarbij een bredere stralenbundel, een conus, wordt gebruikt dan bij de 'gewone' CT-scan. De zo verkregen 2D-opnamen worden vervolgens geprojecteerd op een 2D-detector en met behulp van speciale reconstructietechnieken omgezet in een 3D-beeld. Een 3D-beeld is een grote hulp bij afwijkingen van het aangezichtsskelet. Een cone-beam-CT heeft een lagere stralenbelasting dan de conventionele CT-scan en neemt steeds meer de plaats in van diverse andere röntgenonderzoeken.

Overig beeldvormend onderzoek

Magnetic resonance imaging (MRI)

De MRI is een beeldvormend onderzoek waarbij gebruik wordt gemaakt van een magnetisch veld en radiosignalen. Bij dit onderzoek is het mogelijk afwijkingen van de weke delen en in het kaakgewricht in beeld te brengen.

Echografie/echoscopie

Bij echografie/echoscopie worden met behulp van de weerkaatsing van ultrasone (hoge, voor de mens niet hoorbare) geluidstrillingen de verschillende weefselstructuren zichtbaar gemaakt. In de mond-, kaak- en aangezichtschirurgie wordt de echografie voornamelijk gebruikt om een cytologische punctie te vergemakkelijken in het hoofd-halsgebied of om puscollecties aan te tonen bij ontstekingen in de weke delen.

Anesthesiologische screening

Mocht er naar aanleiding van de diagnose een operatie worden gepland, dan volgt een anesthesiologische screening of wel een pre-assessment. Het doel hiervan is het opsporen en uitsluiten van factoren die van invloed zijn op het risico van perioperatieve complicaties.

Bij electieve ingrepen zal de patiënt enkele dagen of weken voor de ingreep een afspraak hebben bij de polikliniek Anesthesiologie. Meestal wordt de patiënt gevraagd een uitgebreide vragenlijst in te vullen, waardoor de anesthesiologische anamnese duidelijk wordt.

Indien daar aanleiding voor is, wordt er aanvullend onderzoek, bijvoorbeeld een ecg, hematologisch onderzoek of röntgenonderzoek.

Patiënten worden preoperatief onderverdeeld in verschillende ASA-klassen (▶kader). Tijdens een gesprek met de anesthesioloog wordt de te volgen procedure uitgelegd en wordt de patiënt in de gelegenheid gesteld vragen te stellen.

Voor kinderen is er in de meeste klinieken een speciale verpleegkundige die hen en hun ouders begeleidt tijdens de preoperatieve screening.

> **Indeling ASA-klassen**
> Indeling patiënten volgens de American Society of Anesthesiologists (ASA):
> - ASA-klasse 1 betreft gezonde patiënten.
> - ASA-klasse 2 betreft patiënten met een kleine systeemaandoening, bijvoorbeeld anemie, maar zonder functionele beperkingen.
> - ASA-klasse 3 betreft patiënten met een ernstige systeemaandoening, bijvoorbeeld ernstige diabetes, waarvoor medicatie wordt gebruikt en die tevens een grote kans geeft op postoperatieve complicaties.
> - ASA-klasse 4 betreft patiënten met een invaliderende, levensbedreigende systeemaandoening, bijvoorbeeld aan hart, longen, nieren of lever.
> - ASA-klasse 5 betreft patiënten die zonder operatief ingrijpen binnen 24 uur overlijden.

Anesthesie op de OK

De kleinere verrichtingen, bijvoorbeeld tand- en kiesextracties, chirurgische verwijderingen van verstandskiezen en apexresecties, vinden meestal onder plaatselijke anesthesie plaats op de polikliniek. Bij kinderen, zeer angstige patiënten of geretardeerde patiënten is er soms een reden om deze verrichtingen onder algehele anesthesie uit te voeren. We gaan in dit boek bij het beschrijven van de diverse ingrepen uit van een patiënt onder algehele anesthesie.

Bij operaties in of door de mond worden patiënten in principe nasaal geïntubeerd, zodat optimaal zicht op het operatiegebied mogelijk is en de onderkaak vrij bewogen kan worden. Indien de mond vrij moet blijven, maar nasale intubatie niet mogelijk is, kan een tracheotomie worden verricht, bijvoorbeeld bij een groot aangezichtstrauma of bij uitgebreide oncologische ingrepen. Om de kans op aspiratie van bloed of delen van gebitselementen in de longen te voorkomen, krijgt de patiënt peroperatief meestal een keeltampon, met als bijkomend voordeel dat het bloed niet in de maag komt, wat de kans op postoperatieve misselijkheid kleiner maakt. Het verwijderen van deze keeltampon is uiteraard van het allergrootste belang. Hieraan zal door alle aanwezigen op de operatiekamer aandacht moeten worden besteed.

Aangezien bij een kaakchirurgische ingreep de ogen regelmatig niet worden afgedekt en er veel aan het gezicht wordt gemanipuleerd, wordt ter voorkoming van beschadiging van de cornea door desinfectans en/of uitdroging een vette oogzalf op de cornea aangebracht.

Ligging van de patiënt

Kaakchirurgische ingrepen vinden plaats in rugligging. Om te zorgen dat het operatieteam zich zo ergonomisch mogelijk rond de patiënt kan opstellen is het belangrijk dat de armen van de patiënt langs het lichaam liggen. De armen en handen mogen niet bekneld raken tussen het tafelblad en een van de leden van het operatieteam of tussen het tafelblad en de bovenbenen van de patiënt.

Om het mogelijk te maken dat de operateur zo dicht mogelijk bij het operatiegebied kan staan gebruikt men een smalle hoofdsteun. Uiteraard is het belangrijk dat de patiënt op een gladde ondergrond ligt ter voorkoming van drukplekken, en dat er geen lichaamsdelen overstrekt liggen.

Wordt er een bottransplantaat uit de crista iliaca genomen, dan legt men vaak een molton, een zandzak of een klein kussentje onder de desbetreffende heup voor een betere expositie.

Desinfectie van het operatiegebied

Bij vrijwel alle kaakchirurgische ingrepen wordt het gezicht vanaf de hals tot en met de neus gedesinfecteerd. De mond is door de mondflora een gebied dat niet te desinfecteren is. Om toch de kans op postoperatieve wondinfecties te verkleinen wordt in sommige klinieken, indien intraoraal wordt geopereerd, de mond gespoeld met een chloorhexidineoplossing.

In het algemeen wordt voor het gezicht gebruikgemaakt van een chloorhexidineoplossing in alcohol of in cetrimide. Bij het aanbrengen van het desinfectans moet worden voorkomen dat het in de ogen komt omdat dit tot beschadiging van de cornea kan leiden. Ter bescherming van de ogen worden ze voor het desinfecteren voorzien van een vette oogzalf. Deze beschermt de ogen tevens tegen uitdroging tijdens de ingreep.

Jodium geeft een grotere kans op allergische reacties en geeft het gezicht een gele verkleuring. Het wordt daarom bij voorkeur niet gebruikt, maar bij oncologische ingrepen geeft men soms de voorkeur aan jodium omdat dit middel een breedspectrumwerking heeft.

Wordt bij een ingreep een bottransplantaat uit bijvoorbeeld de crista iliaca gehaald, dan wordt het donorgebied in principe ook gedesinfecteerd met jodium. Op deze manier probeert men de kans op een postoperatieve infectie te verkleinen.

Afdekken van het operatiegebied

Bij kaakchirurgische ingrepen wordt vierkant en symmetrisch afgedekt, waarbij de ogen afhankelijk van de ingreep vrij blijven. Het symmetrisch afdekken maakt het mogelijk tijdens de ingreep links en rechts te kunnen vergelijken. Extra aandacht vereist de beademingstube. Bij het gebruik van disposable afdekmateriaal dat voorzien is van plakranden, wordt er vaak een doekje over de tube gelegd om te voorkomen dat bij het verwijderen van de doeken de tube uit de trachea wordt getrokken.

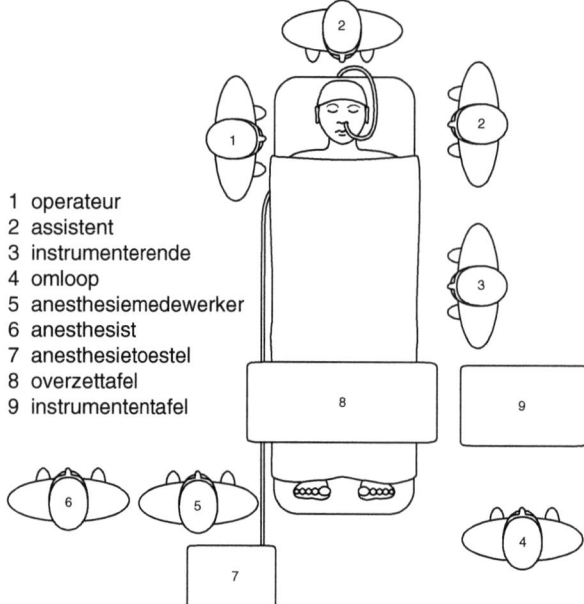

Figuur 9 Opstelling OK-team

1 operateur
2 assistent
3 instrumenterende
4 omloop
5 anesthesiemedewerker
6 anesthesist
7 anesthesietoestel
8 overzettafel
9 instrumententafel

Opstelling van het operatieteam

Het kaakchirurgische operatieteam staat opgesteld rondom het hoofd (fig. 9). Rechts van de patiënt staat de operateur, aan het hoofdeinde en tegenover de operateur staat een assistent. Naast de assistent, tegenover de operateur en ter hoogte van de heup van de patiënt, staat de instrumenterende. Indien er maar één assistent is, dan staat de instrumenterende op de plaats van de assistent recht tegenover de operateur. Vaak staat de anesthesie aan het voeteneinde.

Bijzonderheden tijdens en na kaakchirurgische ingrepen

Keeltampon

Patiënten die een kaakchirurgische ingreep onder algehele anesthesie ondergaan, krijgen in principe een keeltampon (▶par. Anesthesie op de OK).

Vaseline

Het is een goede gewoonte de lippen van de patiënt direct na het afdekken in te smeren met steriele vaseline. Op deze manier blijven zij soepel en wordt beschadiging door de mondspreider, tongspatel en wanghaak of wondhaken zo veel mogelijk voorkomen.

Adrenaline

Om het bloedverlies tijdens de ingreep te beperken kan de incisieplaats worden geïnfiltreerd met een lokaal anestheticum met adrenaline. Hoe minder bloedverlies er optreedt, des te beter zicht is er op het operatiegebied.

Osteosynthese

Voor 1950 werden fracturen van het aangezicht gesloten behandeld. De mandibula werd gespalkt en bij een zo goed mogelijke occlusie gefixeerd: intermaxillaire fixatie (IMF). Ook fracturen van de maxilla konden op deze manier worden behandeld.

Een andere techniek voor maxillafracturen was een fixateur externe. Dit was een methode die redelijke resultaten gaf bij de Le Fort II en III-fracturen, maar wel bijzonder belastend was voor de patiënt. Bovendien werd er niet bepaald een verfijnde repositie van de fracturen verkregen.

Tot de jaren tachtig van de vorige eeuw namen de fractuurbehandelingstechnieken een enorme vlucht. De fracturen werden steeds vaker bloedig gereponeerd, maar nog wel met de hulp van staaldraad gefixeerd. Dit gaf een betere, maar nog geen stabiele repositie.

Ondertussen kwam de ontwikkeling van osteosynthesemateriaal op gang, waarmee een stabiele repositie van fracturen kon worden bewerkstelligd. Met name AO, Arbeitsgemeinschaft für Osteosynthesefragen, hield zich met de ontwikkeling van osteosynthesemateriaal bezig en bedacht de rigide interne fixatie. Hierdoor kon een anatomische repositie rigide gefixeerd worden, waardoor primaire fractuurgenezing mogelijk werd. Helaas waren de AO-platen nogal groot, waardoor relatief grote incisies nodig waren en men de platen in ieder geval kon voelen en soms ook kon zien zitten.

In de jaren zeventig en tachtig van de vorige eeuw ontwikkelden Champy en zijn medewerkers het zogenoemde mini-osteosynthesemateriaal. Dit zijn kleine en dunne osteosyntheseplaatjes en -schroeven van roestvrij staal (rvs). Rvs is normaliter niet gemakkelijk te buigen, maar omdat de plaatjes zo dun waren, was dat wel mogelijk. Rvs geeft echter op den duur corrosie en dus moesten de aangebrachte platen en schroeven na verloop van tijd worden verwijderd. Dit vond zo mogelijk onder lokale anesthesie plaats.

Voor fracturen van het middengezicht werden nog fijnere plaatjes ontwikkeld: de micro-osteosynthese. Deze ontwikkeling kwam eind jaren tachtig, begin jaren negentig van de vorige eeuw goed op gang. Aangezien er op het middengezicht geen tractie staat, is een rigide fixatie minder noodzakelijk, maar kan er wel met behulp van microplaatjes een juiste anatomische stand worden verkregen.

De laatste decennia is het gebruik van titanium-osteosynthesemateriaal standaard. Titanium heeft als voordeel dat het lichaamsvriendelijk materiaal is, het corrodeert niet en hoeft dus niet te worden verwijderd. Het nadeel van titanium is dat het een stuk duurder is dan rvs.

Rvs wordt als draad onder andere gebruikt bij het inbinden van spalken. Spalken zijn er in diverse soorten en maten. Ze worden peroperatief gebruikt om de onder- en de bovenkaak tijdelijk in de goede stand ten opzichte van elkaar te fixeren of een fractuur of osteotomie tijdelijk te fixeren alvorens er definitief titanium-osteosynthesemateriaal wordt geplaatst. Op dit moment wordt veel geld en tijd gestoken in de ontwikkeling van biologisch afbreekbaar osteosynthesemateriaal.

Bij de reconstructie van fracturen en het repositioneren van osteotomieën worden verschillende maten osteoyntheseplaten en -schroeven gebruikt (▶kader). Of er schroeven van 2,0 of van 1,5 mm worden gebruikt, is afhankelijk van de plaats waarop ze worden toegepast en de krachten die het materiaal dient te weerstaan. In de onderkaak worden meestal schroeven van 2,0 mm en soms dikkere platen gebruikt. In de bovenkaak wordt veelal materiaal van 1,5 mm gebruikt en op het cranium schroeven van 1,0 mm en plaatjes van 0,6 mm dik.

Er zijn ook reconstructieplaten voor de mandibula. Deze worden bijvoorbeeld gebruikt om defecten te overbruggen, vaak ter ondersteuning van een fibulatransplantaat na een mandibularesectie. Hiervoor gebruikt men platen van 3,0 mm dik en schroeven met een doorsnede van 2,7 mm.

> **Maten osteoynthesemateriaal**
> De firma KLS Martin hanteert de volgende maten en indelingen. Andere firma's zullen vergelijkbare maten en indelingen gebruiken.
> — Voor de mandibula gebruikt men schroeven met een doorsnede van 2,0 of 2,3 mm. De bijbehorende platen zijn 1,5 mm dik.
> — Voor de maxilla en het zygoma is de doorsnede van de schroeven 2,0 mm en zijn er platen met een standaarddikte van 1,0 mm en extra dunne platen van 0,6 mm dik, ook wel low profile-platen genoemd.
> — Voor de maxilla, het zygoma en het os frontale worden schroeven met een doorsnede van 1,5 mm gebruikt en platen met een dikte van 0,6 mm: de mini-osteosynthese.

Boren

Het boren tijdens kaakchirurgische operaties gebeurt met kleine boortjes en boormotoren met een hoog toerental. Hierdoor komt tijdens het boren veel warmte vrij en is de kans op verbranding van het bot zeer groot. De verbranding geeft kans op botnecrose en ontstekingen. Als gevolg hiervan kunnen de platen en schroeven loslaten. Om deze osteonecrose te voorkomen is het van belang goed te koelen door tijdens het boren te spoelen met NaCl 0,9 %.

Bij het boren moet men altijd bedacht zijn op eventuele wortels van elementen of zenuwen die kunnen worden geraakt. Bij kinderen moet men altijd rekening houden met de kiemen van nog niet doorgekomen elementen.

Antibiotica

Vanwege infectiegevaar door de mondflora en het niet goed te desinfecteren operatieterrein wordt voor kaakchirurgische patiënten altijd een antibioticabeleid afgesproken om zo het infectierisico te verkleinen.

Voeding

Operaties aan de kaak hebben tot gevolg dat het eten postoperatief door pijn en/of mechanische oorzaken moeizaam zal zijn. Het is daarom belangrijk patiënten hierover al preoperatief uitgebreid te informeren en te instrueren. Ook postoperatief is een goede begeleiding van belang. Goed en gezond eten is belangrijk voor de lichamelijke conditie van de patiënt en dus voor de wondgenezing. Vaak krijgt de patiënt het advies het eten te pureren en energiedrankjes te drinken.

Medicatie

Als pijnbestrijding voor de postoperatieve pijn krijgen patiënten in principe non-steroidal anti-inflammatory drugs ofwel NSAID's. Deze medicijnen hebben naast een pijnstillende ook een ontstekingsremmende werking. Een NSAID kan bij langdurig gebruik schade toebrengen aan het maagslijmvlies. Vooral bij oudere mensen moet men hierop bedacht zijn, evenals op de werking die deze middelen hebben op de lever, nieren en bloedstolling.

Ook kunnen indien nodig morfinomimetica's worden voorgeschreven. Morfinepreparaten zijn bij patiënten met een intermaxillaire fixatie (IMF) gecontra-indiceerd. De peroperatief gegeven morfinepreparaten worden voor een deel opgeslagen in het vetweefsel van de patiënt. Er ontstaat dus een 'depot' van morfine. Gedurende de eerste uren postoperatief komt de opgeslagen morfine uit het depot vrij. Als aan de patiënt postoperatief nog extra morfine wordt gegeven, kan dit leiden tot een ademdepressie. In combinatie met de IMF kan dit zeer ernstige complicaties geven.

Om postoperatieve zwelling in de mond-keelholte te voorkomen krijgen patiënten bij een aantal ingrepen, zoals osteotomieën en fracturen, per- en postoperatief corticosteroïden. Deze preventie is van belang omdat een zwelling pijn geeft en een luchtwegobstructie kan veroorzaken.

Bespreking binnen specifieke werkgroepen

Voor verschillende ziektebeelden zijn in de loop der jaren in de diverse klinieken specifieke werkgroepen opgericht waarin alle disciplines die zich met de behandeling van de patiënt bezighouden, zijn vertegenwoordigd. Door het uitwisselen van kennis en het bespreken van de patiënten probeert men de patiënt zo goed mogelijk te behandelen.

Voorbeelden van werkgroepen waarin een kaakchirurg zitting heeft, zijn:
- het schisisteam;
- de osteotomiewerkgroep;
- de werkgroep voor craniofaciale aandoeningen;
- het genderteam;
- de werkgroep voor hoofd-halstumoren;
- de werkgroep voor CMD (craniomandibulaire disfunctie);
- de werkgroep voor reconstructieve en implantologische chirurgie.

Het gebit

1.1 Inleiding – 2

1.2 Operaties – 6
1.2.1 Vrijleggen van een hoektand – 6
1.2.2 Autotransplantatie van gebitselementen – 7
1.2.3 Extractie van gebitselementen – 9
1.2.4 Apexresectie – 13
1.2.5 Logeabces – 15

© Bohn Stafleu van Loghum is een imprint van Springer Media B.V., onderdeel van Springer Nature 2018
A. Schuurkamp en A. Detmar-van der Meulen, *Mond-, kaak- en aangezichtschirurgie*, Operatieve zorg en technieken, https://doi.org/10.1007/978-90-368-2109-4_1

1.1 Inleiding

Wanneer een embryo vier tot vijf weken oud is, worden de mandibula en de maxilla gevormd uit de eerste kieuwboog. Het dorsale deel van de kieuwboog vormt de maxilla; het ventrale deel vormt de mandibula (◘fig. 1.1).

De aanleg van het melkgebit begint in de zesde week van de embryonale ontwikkeling en de definitieve tanden en kiezen worden vanaf ongeveer de twaalfde week gevormd. Het doorbreken van de verschillende elementen begint tussen de zes en twaalf maanden na de geboorte. Na ongeveer twee jaar is het melkgebit compleet (◘fig. 1.2).

Het wisselen, de exfoliatie (betekent letterlijk: vervellen), begint op ongeveer 6-jarige leeftijd. Op 16-jarige leeftijd is het gebit op de verstandskiezen na compleet (◘fig. 1.3). Of en wanneer de verstandskiezen (M3) doorbreken, is per persoon verschillend. Als patiënten klachten ontwikkelen ten gevolge van een doorbraakstoornis, of als deze kunnen worden verwacht, zal een verstandskies moeten worden verwijderd.

- **Preoperatief**

De meeste ingrepen aan het gebit, dentoalveolair ingrepen, kunnen zowel klinisch als poliklinisch plaatsvinden. Poliklinisch vinden deze ingrepen onder lokale anesthesie plaats. Op de klinische operatiekamer vinden deze meestal onder algehele anesthesie plaats. De redenen om voor een klinische in plaats van een poliklinische ingreep te kiezen, lopen uiteen van een extreme tandartsenangst, een onderliggend medisch lijden of een verstandelijke handicap. Ook bij kleine kinderen zal vaker voor een behandeling onder algehele anesthesie worden gekozen.

- **Postoperatief**

Nadat de patiënt geopereerd is, gaat hij naar de recovery of uitslaapkamer. Pijn, zwelling, bloedverlies en koorts zijn bij de meeste kaakchirurgische ingrepen belangrijke postoperatieve klachten. Postoperatieve pijn wordt veelal bestreden met analgetica, zoals non-steroidal anti-inflammatory drugs (NSAID's). NSAID's werken ook enigszins tegen het postoperatieve oedeem. Bij sommige ingrepen worden ook corticosteroïden toegediend om zwelling tegen te gaan.

Na dentoalveolaire ingrepen mag enig bloedverlies worden verwacht. Dit hoort gering te zijn en na ongeveer 24 uur te stoppen. Koorts kan enkele dagen voorkomen, maar hoort te dalen en kan bij lang bestaan of oplopende temperatuur een eerste teken van ontsteking zijn.

Wanneer de patiënt naar huis gaat, krijgt hij een folder met instructies en noodtelefoonnummers mee. In de instructies staat onder andere wat en hoe patiënten kunnen eten en drinken. In principe mogen zij normaal eten en drinken, maar niet te warm. Warmte geeft vasodilatatie en verhoogt daarmee de kans op nabloedingen. Alcohol wordt afgeraden: het vertraagt de stolling en geeft zo een verhoogde kans op nabloedingen en een slechte wondgenezing. Ook wordt geadviseerd niet te roken, omdat roken vasoconstrictie geeft en daarmee een verminderde doorbloeding van het wondgebied.

Verder wordt er in de instructies uitgelegd hoe en waarmee het gebit en de mond kunnen worden verzorgd. De eerste dag mag er niet worden gepoetst. Daarna kan met een zachte borstel worden gepoetst. Als poetsen niet lukt, kan de mond worden gespoeld met zout water.

De zwelling van de wang verdwijnt na een dag of vijf. Neemt de zwelling na vijf dagen niet duidelijk af, dan moet de patiënt contact opnemen met de kliniek. Het kan zijn dat er een ontsteking is ontstaan. Naast de zwelling zal de patiënt dan nog andere klachten hebben, zoals pijn of aanhoudende koorts.

1.1 · Inleiding

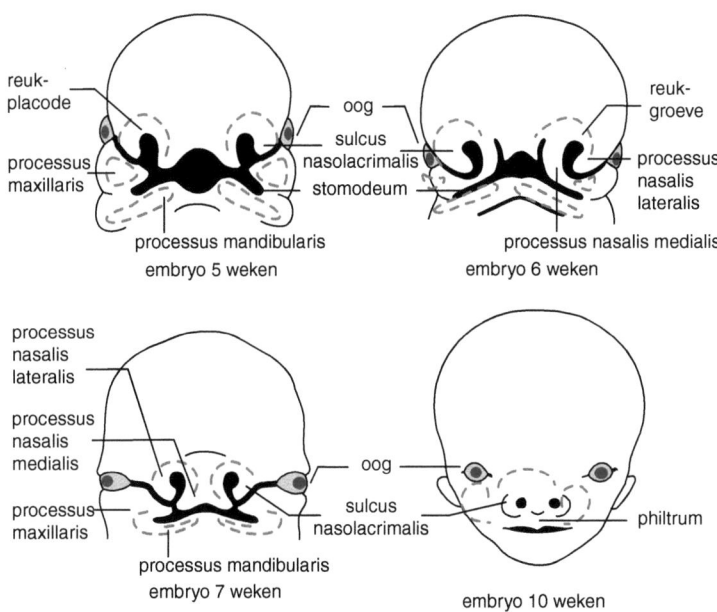

Figuur 1.1 Embryonale ontwikkeling van het gezicht

- **Complicaties**

Een nabloeding en een infectie zijn de meest voorkomende complicaties. Bij postoperatieve infecties kunnen antibiotica worden overwogen. Als er abcesvorming optreedt, is drainage noodzakelijk. Bij een nabloeding kan worden getamponneerd door de patiënt op een gaasje te laten bijten. Als dit onvoldoende effect heeft, kan het best tot overhechten worden overgegaan.

Bij extractie van kiezen uit de bovenkaak is er nog een extra complicatie mogelijk. Wortels van boven molaren kunnen een nauwe relatie hebben met de sinus maxillaris; verwijdering van deze kiezen kan een antrumperforatie tot gevolg hebben. De gecontamineerde mondvloeistof bereikt dan de relatief schone bijholte en kan een sinusitis veroorzaken. Deze antrumperforatie moet worden gehecht met niet-resorbeerbaar hechtmateriaal. De patiënt wordt geïnstrueerd de eerste twee weken drukverschillen te voorkomen, dus niet te blazen of te zuigen en de neus niet te snuiten. Op deze manier krijgt de wond kans om te genezen.

- **Endocarditis**

Endocarditis is een ontsteking van het endocard, die met name de hartkleppen treft. Bij een bacteriële endocarditis is de oorzaak meestal een streptokok. Streptokokken kunnen hechten aan beschadigd endotheel, vooral bij de beschadigde hartkleppen of bij kunstkleppen.

Bij ingrepen in de mond treedt een bacteriëmie op en deze kan een infectie van het endotheel van het hart en zo een endocarditis veroorzaken. Ook een slecht onderhouden gebit, vooral met dentogene infecties, kan de oorzaak van een endocarditis zijn.

Bij een verhoogd endocarditisrisico is bij een dentoalvealaire ingreep een endocarditisprofylaxe aangewezen. De Nederlandse Hartstichting stelt protocollen op voor een dergelijke profylaxe.

Hoofdstuk 1 · Het gebit

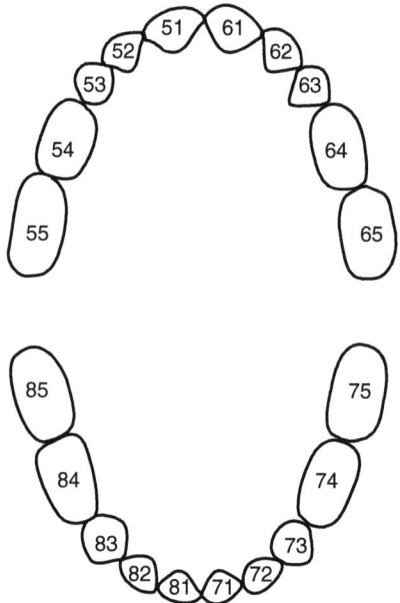

FDI, World dental federal	Amerikaans gebitschema	Latijnse aanduiding	Nederlandse naam	Kwadrant	Doorbraak
51	E	I 1 [incisief 1]	snijtand	1^e kwadrant	8-12 maanden
52	D	I 2 [incisief 2]	snijtand	1^e kwadrant	9-13 maanden
53	C	C [cuspidaat]	hoektand	1^e kwadrant	16-22 maanden
54	B	M1 [molaar 1]	ware kies	1^e kwadrant	13-19 maanden
55	A	M2 [molaar 2]	ware kies	1^e kwadrant	25-33 maanden
61	F	I 1 [incisief 1]	snijtand	2^e kwadrant	8-12 maanden
62	G	I 2 [incisief 2]	snijtand	2^e kwadrant	9-13 maanden
63	H	C [cuspidaat]	hoektand	2^e kwadrant	16-22 maanden
64	I	M1 [molaar 1]	ware kies	2^e kwadrant	13-19 maanden
65	J	M2 [molaar 2]	ware kies	2^e kwadrant	25-33 maanden
71	O	I 1 [incisief 1]	snijtand	3^e kwadrant	6-10 maanden
72	N	I 2 [incisief 2]	snijtand	3^e kwadrant	10-16 maanden
73	M	C [cuspidaat]	hoektand	3^e kwadrant	17-23 maanden
74	L	M1 [molaar 1]	ware kies	3^e kwadrant	14-18 maanden
75	K	M2 [molaar 2]	ware kies	3^e kwadrant	23-31 maanden
81	P	I 1 [incisief 1]	snijtand	4^e kwadrant	6-10 maanden
82	Q	I 2 [incisief 2]	snijtand	4^e kwadrant	10-16 maanden
83	R	C [cuspidaat]	hoektand	4^e kwadrant	17-23 maanden
84	S	M1 [molaar 1]	ware kies	4^e kwadrant	14-18 maanden
85	T	M2 [molaar 2]	ware kies	4^e kwadrant	23-31 maanden

Figuur 1.2 Notaties en doorbraak van het kindergebit

1.1 · Inleiding

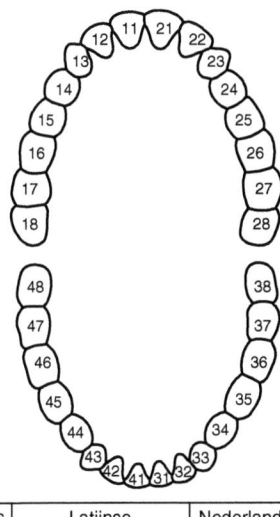

FDI, World dental federal	Amerikaans gebitschema	Latijnse aanduiding	Nederlandse naam	Kwadrant	Doorbraak
11	8	I 1 [incisief 1]	snijtand	1e kwadrant	7-8 jaar
12	7	I 2 [incisief 2]	snijtand	1e kwadrant	8-9 jaar
13	6	C [Cuspidaat]	hoektand	1e kwadrant	10-12 jaar
14	5	PM 1 [premolaar 1]	valse kies	1e kwadrant	10-11 jaar
15	4	PM 2 [premolaar 2]	valse kies	1e kwadrant	10-12 jaar
16	3	M1 [molaar1]	ware kies	1e kwadrant	6-7 jaar
17	2	M2 [molaar 2]	ware kies	1e kwadrant	12-13 jaar
18	1	M3 [molaar 3]	verstandskies	1e kwadrant	18-24 jaar
21	9	I 1 [incisief 1]	snijtand	2e kwadrant	7-8 jaar
22	10	I 2 [incisief 2]	snijtand	2e kwadrant	8-9 jaar
23	11	C [cuspidaat]	hoektand	2e kwadrant	10-12 jaar
24	12	PM 1 [premolaar 1]	valse kies	2e kwadrant	10-11 jaar
25	13	PM 2 [premolaar 2]	valse kies	2e kwadrant	10-12 jaar
26	14	M1 [molaar1]	ware kies	2e kwadrant	6-7 jaar
27	15	M2 [molaar 2]	ware kies	2e kwadrant	12-13 jaar
28	16	M3 [molaar 3]	verstandskies	2e kwadrant	18-24 jaar
31	24	I 1 [incisief 1]	snijtand	3e kwadrant	6-7 jaar
32	23	I 2 [incisief 2]	snijtand	3e kwadrant	7-8 jaar
33	22	cuspidaat	hoektand	3e kwadrant	9-10 jaar
34	21	PM 1 [premolaar 1]	valse kies	3e kwadrant	10-12 jaar
35	19	PM 2 [premolaar 2]	valse kies	3e kwadrant	11-12 jaar
36	20	M1 [molaar1]	ware kies	3e kwadrant	6-7 jaar
37	18	M2 [molaar 2]	ware kies	3e kwadrant	11-13 jaar
38	17	M3 [molaar 3]	verstandskies	3e kwadrant	18-24 jaar
41	25	I 1 [incisief 1]	snijtand	4e kwadrant	6-7 jaar
42	26	I 2 [incisief 2]	snijtand	4e kwadrant	7-8 jaar
43	27	cuspidaat	hoektand	4e kwadrant	9-10 jaar
44	28	PM 1 [premolaar 1]	valse kies	4e kwadrant	10-12 jaar
45	29	PM 2 [premolaar 2]	valse kies	4e kwadrant	11-12 jaar
46	30	M1 [molaar1]	ware kies	4e kwadrant	6-7 jaar
47	31	M2 [molaar 2]	ware kies	4e kwadrant	11-13 jaar
48	32	M3 [molaar 3]	verstandskies	4e kwadrant	18-24 jaar

◘ **Figuur 1.3** Notaties en doorbraak van het volwassen gebit

1.2 Operaties

1.2.1 Vrijleggen van een hoektand

Specifieke informatie

Tijdens de aanleg van de gebitselementen kan er een aantal dingen misgaan. Als dit het geval is, komt dit vaak tot uiting zodra een kind gaat wisselen. Een van de zaken die mis kan gaan, is dat de blijvende hoektanden door ruimtegebrek in de bovenkaak of door een foutieve stand van de kiem niet kunnen doorbreken. Het ruimtegebrek kan zijn ontstaan door een te vroeg verlies van een melktand of -kies, maar ook door een beugelbehandeling (headgear). De hoektanden liggen in 70 % van de gevallen aan de palatinale zijde en in 30 % van de gevallen aan de vestibulaire zijde.

operatie-indicatie	het niet-doorbreken van een hoektand
doel van de operatie	het vrijleggen van de kroon van de incisief. Hierna kan het element alsnog spontaan doorbreken
	het plaatsen van een bracket of een zogenoemde goldchain op het labiale of palatinale vlak van de kroon (◘fig. 1.4). Deze bracket of goldchain wordt later door de orthodontist gebruikt om het element op de juiste plaats in de tandenrij te reguleren

Preoperatieve fase
Apparatuur
- boormotor
- UV-polimerisatielamp

Specifieke benodigdheden
- elektrische boor met spoelmogelijkheid op het handvat
- goldchain
- etsvloeistof
- bonding
- glasionomeercement of composietmateriaal
- lokaal anestheticum met adrenaline

Peroperatieve fase

Nadat een mondspreider vlg. Denhart, een wanghaak vlg. Sternberg en een gebogen tongspatel vlg. McIvor zijn ingebracht, wordt de incisieplaats geïnfiltreerd met een lokaal anestheticum met adrenaline. Met een chirurgisch pincet vlg. Gillies wordt de plek waar het element zich bevindt, afgetast.

Vervolgens wordt het mucoperiost geïncideerd met een mesje 15 en wordt het periost afgeschoven met een rasparatorium vlg. Freer of Williger.

Wanneer de hoektand is opgespoord, wordt deze met een rond boortje vrijgelegd.

Nu wordt het glazuur van het element geëtst, zodat het glasionomeercement beter grip op het glazuur heeft. Hierna wordt het glazuur drooggemaakt, met bonding voorbehandeld en vervolgens wordt de goldchain met het glasionomeercement aangebracht op het element. Met de UV-lamp wordt het glasionomeercement uitgehard.

1.2 · Operaties

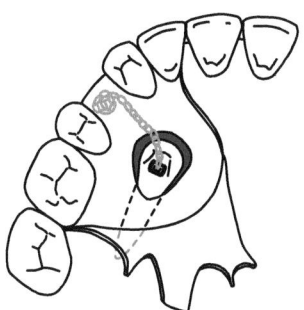

Figuur 1.4 De kroon van de incisief is vrijgelegd, de goldchain is geplaatst

Het wordt aangeraden de ogen van de leden van het OK-team met speciaal daarvoor bestemde brillen te beschermen tegen het UV-licht. UV-licht kan schade geven aan de ogen, zeker bij grote hoeveelheden, bijvoorbeeld vertroebeling van de ooglenzen en lasogen ofwel sneeuwblindheid.

Als het glasionomeercement is uitgehard, controleert men of de goldchain goed vastzit. Het mucoperiost wordt gesloten met een atraumatische resorbeerbare USP 3-0 hechting met een naaldvoerder vlg. Hegar en een chirurgisch pincet vlg. Gillies.

De keeltampon wordt verwijderd en aan de collega's van de anesthesie getoond. Het gezicht wordt schoongemaakt en de lippen worden opnieuw ingesmeerd met vaseline.

Postoperatieve fase
Kortetermijncomplicatie
Losraken van de goldchain. Als de goldchain losraakt, hoeft de patiënt niet terug naar de OK. De goldchain kan zonder verdoving opnieuw worden vastgezet, zoals ook de brackets van een vaste beugel zonder verdoving kunnen worden geplaatst.

Langetermijncomplicaties
Losraken van de goldchain.
Niet-reguleerbaar gebitselement. Hierdoor is een latere verwijdering toch noodzakelijk.

1.2.2 Autotransplantatie van gebitselementen

Specifieke informatie
Een autotransplantatie vindt plaats bij kinderen bij wie een of meer gebitselementen ontbreken, doordat deze niet zijn aangelegd of als gevolg van een trauma verloren zijn gegaan. Om de tandboog zo goed mogelijk te herstellen worden een of meer gebitselementen verplaatst. Vrijwel altijd is er sprake van een gecombineerde behandeling met orthodontie.

Het meest geschikte donorelement is een element met een wortel die voor ongeveer driekwart is ontwikkeld en een foramen apicale heeft dat nog niet is gesloten. Meestal wordt een premolaar, die nog in ontwikkeling is, van het definitieve gebit verwijderd en als transplantaat gebruikt. Verschillende elementen zijn favoriet voor de verschillende receptorplaatsen.

Na ongeveer drie maanden kan het getransplanteerde element indien nodig worden bijgeslepen en/of worden omgevormd met tandkleurig vulmateriaal.

operatie-indicatie	verplaatsen van een of meer gebitselementen
doel van de operatie	herstellen van de tandboog

Preoperatieve fase
Apparatuur
- boormotor

Specifieke benodigdheden
- extractie-instrumentarium
- elektrische boor met spoelmogelijkheid op het handvat
- lokaal anestheticum met adrenaline

Peroperatieve fase
Nadat een mondspreider vlg. Denhart, een wanghaak vlg. Sternberg en een gebogen tongspatel vlg. McIvor zijn ingebracht, wordt de incisieplaats geïnfiltreerd met een lokaal anestheticum met adrenaline.

Receptorplaats
Nadat er een incisie met een mesje 15 is gemaakt, wordt met behulp van een rasparatorium vlg. Freer of Williger het mucoperiost van het kaakbot afgeschoven. Het eventueel aanwezige melkelement wordt voorzichtig, zonder het omgevende weefsel te beschadigen, verwijderd. Vervolgens wordt er met behulp van een rond boortje een neoalveole gecreëerd.

Het is van belang hierbij goed te spoelen en te koelen met NaCl 0,9 % om verbranding van bot te voorkomen. De verbranding kan leiden tot osteonecrose, waardoor de ingroei van het donorelement in gevaar komt.

Donorelement
Het mucoperiost wordt geïncideerd met een mesje 15. Zo nodig wordt bot verwijderd met een klein rond boortje of met een kleine knabbeltang vlg. Beyer. Indien nog aanwezig, wordt het melkelement voorzichtig verwijderd met een extractietang. Vervolgens wordt het donorelement zo voorzichtig mogelijk, om het paradontale ligament niet te beschadigen, verwijderd met een daarvoor bestemde extractietang. Het donorelement kan nu in de neoalveole van de receptorplaats worden geplaatst.

Na hemostase wordt het mucoperiost gesloten met een atraumatische oplosbare USP 3-0 hechting met een naaldvoerder vlg. Hegar en een chirurgisch pincet vlg. Gillies. Ook het mucoperiost van de donorplaats wordt op deze wijze gesloten.

De keeltampon wordt verwijderd en aan de collega's van de anesthesie getoond. Het gezicht wordt schoongemaakt en de lippen worden opnieuw ingesmeerd met vaseline.

Postoperatieve fase
Langetermijncomplicatie
Osteonecrose met als gevolg verlies van het getransplanteerde element.

1.2.3 Extractie van gebitselementen

operatie-indicaties	– cariës of tandbederf door bijvoorbeeld onvoldoende mondhygiëne of ten gevolge van een zuigfles gevuld met een andere vloeistof dan water, die als 'zoethoudertje' aan kleine kinderen wordt gegeven – parodontitis met ernstig steunbotverlies – doorbraakstoornissen, vooral bij verstandskiezen – periapicale ontstekingen – overtollige gebitselementen, onder andere in het kader van orthodontie – patiënten die een aangetast gebit hebben en een bestraling in het hoofd-halsgebied moeten ondergaan (als na bestraling alsnog extracties moeten worden verricht, bestaat er een grote kans op osteomyelitis) – patiënten die cardiochirurgie moeten ondergaan en een slecht gebit hebben, om postoperatieve infecties na de cardiochirurgische ingreep te voorkomen
doel van de operatie	het verwijderen van een of meer gebitselementen

Preoperatieve fase
Apparatuur
- boormotor

Specifieke benodigdheden
- extractie-instrumentarium
- hardstalen boortjes
- elektrische boor met spoelmogelijkheid op het handvat

Extractie-instrumentarium
Er bestaan verschillende extractietangen met ieder een specifieke taak. Voor de elementen uit de mandibula worden extractietangen gebruikt die 90° gebogen zijn. Voor de elementen uit de maxilla worden rechte of bajonetvormige extractietangen gebruikt. De vorm van de bek van een extractietang wordt bepaald door de wortelvorm van het te extraheren element.

Incisieven, cuspidaten en premolaren hebben ronde of ovale wortels (◘fig. 1.5 en 1.6). De extractietangen voor deze elementen hebben enkelvoudige facetten die passen bij de diameter van de wortel. Molaren hebben meerdere wortels en de extractietangen hiervoor hebben meerdere facetten.

Voor de molaren van de maxilla zijn er extractietangen voor links en rechts, omdat daar de elementen buccaal twee wortels hebben en palatinaal één. Er zijn hevels ontwikkeld om met gebruik van de anatomische vormen van het element en de omgeving kracht uit te oefenen op een element, zodat het geluxeerd kan worden en dus gemakkelijker kan worden geëxtraheerd (◘fig. 1.7 en 1.8). Ook wordt een hevel gebruikt om de omgevende gingiva los te maken ter voorkoming van beschadiging. Voor afbeeldingen, zie bijlage 'Chirurgisch instrumentarium' achterin dit boek.

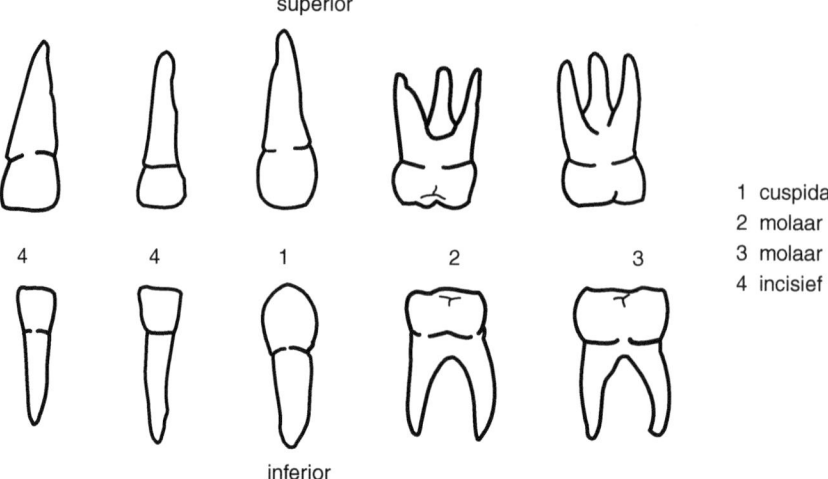

Figuur 1.5 Elementen van het kindergebit

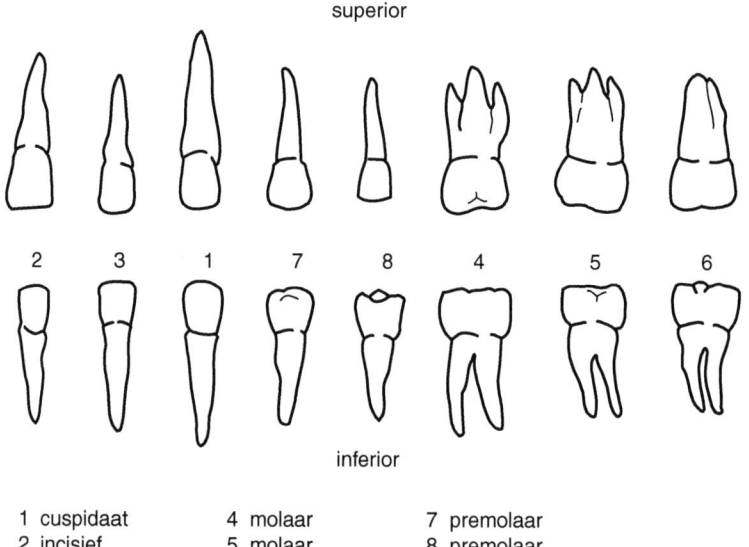

Figuur 1.6 Elementen van het volwassen gebit

Peroperatieve fase

Nadat een mondspreider vlg. Denhart, een wanghaak vlg. Sternberg en een gebogen tongspatel vlg. McIvor zijn ingebracht, wordt de incisieplaats geïnfiltreerd met een lokaal anestheticum met adrenaline.

Met behulp van een hevel vlg. Bein wordt het element losgewrikt. Het element wordt met de daarvoor bestemde extractietang verwijderd. Indien het element nog niet is doorgebroken of wanneer het element een afwijkende ligging heeft, kan het mucoperiost met een mesje

1.2 · Operaties

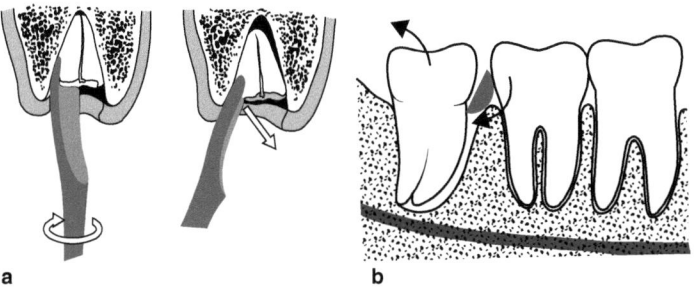

◘ Figuur 1.7 a Werking hevel: het verwijderen van een wortelpunt door de hevel tussen wortelpunt en alveole te plaatsen en de hevel te roteren. b Werking hevel: het verwijderen van een laatste molaar van een rij elementen door de hevel tussen twee molaren te plaatsen en het element uit de alveole te hevelen

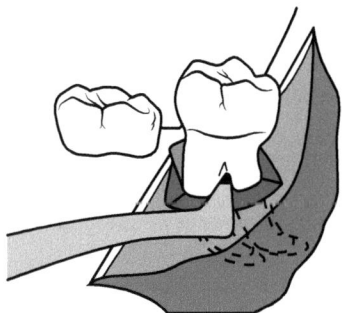

◘ Figuur 1.8 Werking vlaghevel: het verwijderen van een molaar door, na het plaatsen van de vlaghevel tussen de wortels, het instrument te hevelen

15 worden geïncideerd. Hierna wordt het periost afgeschoven met een rasparatorium vlg. Freer of Williger, zodat het element vrij komt te liggen. Na het verwijderen van elementen uit de bovenkaak controleert men met behulp van een sonde vlg. Bowman of er een antrumperforatie is ontstaan (zie Complicaties in ▶par. 1.1).

Bij ieder element dat verwijderd is, controleert men op het oog of de wortelpunten compleet zijn. Als dit niet het geval is, wordt de achtergebleven wortelrest uit de processus alveolaris verwijderd, bijvoorbeeld met een excavator. Een achtergebleven wortelrest kleiner dan 2 mm zal geen problemen geven. Een grotere wortelrest kan een ontsteking veroorzaken. Indien een wortelrest los ligt, moet deze altijd worden verwijderd. Soms is het verwijderen van een wortelrest risicovol, bijvoorbeeld als de wortelrest bij de zenuw ligt of als er bij het verwijderen kans is op het veroorzaken van een antrumperforatie. In deze gevallen zal de wortelrest niet worden verwijderd.

Het kan voorkomen dat een element tijdens de extractie breekt en niet meer met een tang of een hevel kan worden verwijderd. In dat geval moet het omgevende bot met een boor worden verwijderd, zodat het element alsnog kan worden gevat. Nadat het element verwijderd is, wordt het mucoperiost gesloten met een atraumatische resorbeerbare USP 3-0 hechting met een naaldvoerder vlg. Hegar en een chirurgisch pincet vlg. Gillies.

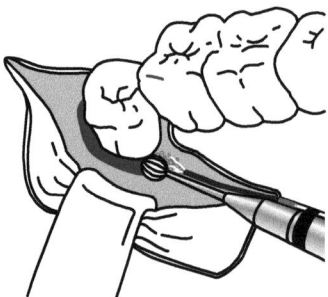

Figuur 1.9 Nadat het element is vrijgelegd, wordt met een rond boortje het bot rondom het element weggeboord, waarna het element aangevat en verwijderd kan worden

Als een element niet of deels zichtbaar is, is het geretineerd of geïmpacteerd. Dit komt vaak voor bij de M3 (verstandskiezen). De mucosa en het periost moeten dan worden geïncideerd en omgeklapt. Indien nodig, wordt het overliggende bot met hardstalen boortjes verwijderd. Daarna kan het element in zijn geheel of, na te zijn gesplitst, in delen worden verwijderd (fig. 1.9).

De incisie wordt gesloten met een atraumatische resorbeerbare USP 3-0 hechting met een naaldvoerder vlg. Hegar en een chirurgisch pincet vlg. Gillies.

De keeltampon wordt verwijderd en aan de collega's van de anesthesie getoond. Het gezicht wordt schoongemaakt en de lippen worden opnieuw ingesmeerd met vaseline.

Postoperatieve fase
Verbinden
Bij extractieoperaties hoeft er niet te worden verbonden.

Indien de patiënt een totale extractie heeft ondergaan, wordt zo mogelijk de gebitsprothese direct postoperatief geplaatst. De prothese functioneert dan als drukverband.

Kortetermijncomplicaties
Bloedverlies. Bij veel bloedverlies de patiënt een halfuur op een gaasje laten bijten. Mocht dat nodig zijn, dan nogmaals een halfuur op een gaasje laten bijten. Indien nodig, overleggen met de kaakchirurg. Hij kan besluiten de bloeding te overhechten.

Antrumperforatie is ook een mogelijke complicatie.

Langetermijncomplicaties
Alveolitis. Dit is een acute ontsteking van de alveole, is op zich onschuldig, maar het kan zeer pijnlijk zijn. De behandeling bestaat uit adequate pijnstilling, het uitspoelen van de alveole met waterstofperoxide 1,5 % en eventueel een jodoformtampon. De klachten verdwijnen na ongeveer drie dagen.

Infectie door bijvoorbeeld een antrumperforatie of het achterblijven van een wortelrest: behandelen door te spoelen en eventueel antibiotica.

1.2.4 Apexresectie

Specifieke informatie

Een apexresectie wordt verricht bij een ontsteking van de wortelpunt bij een non-vitale pulpa, waarbij een traditionele endodontische behandeling door de tandarts niet tot een bevredigend resultaat heeft geleid. Een apexresectie vindt in het algemeen plaats onder lokale anesthesie in de polikliniek. Vaak is de patiënt door zijn tandarts doorverwezen naar de kaakchirurg. De patiënt heeft niet altijd pijnklachten.

Patiënten komen voor een apexresectie op de operatiekamer indien er contra-indicaties zijn voor behandeling onder lokale anesthesie of als er sprake is van extreme angst of mentale retardatie.

operatie-indicatie	ontsteking van de wortelpunt
doel van de operatie	het behandelen van een periapicale infectie door het verwijderen van de ontstekingshaard en het stoppen van de lekkage van afbraakproducten vanuit het wortelkanaal naar het periapicale weefsel

Preoperatieve fase
Apparatuur
- boormotor

Specifieke benodigdheden
- apexresectieset
- diverse boortjes
- gehoekt microboorhandvat met microboren
- elektrische boor met spoelmogelijkheid op het handvat
- vulmateriaal voor het wortelkanaal
- lokaal anestheticum met adrenaline

Peroperatieve fase

Nadat een mondspreider vlg. Denhart, een wanghaak vlg. Sternberg en een gebogen tongspatel vlg. McIvor zijn ingebracht, wordt de incisieplaats geïnfiltreerd met een lokaal anestheticum met adrenaline. Met een mesje 15 wordt een kleine gebogen incisie gemaakt boven het aangedane element. Met een rasparatorium vlg. Freer of Williger worden de weke delen en het periost van het bot afgeschoven. Vervolgens wordt met een klein rond boortje het corticale bot weggeboord.

De zo ontstane holte kan worden geïnspecteerd en de ontstekingshaard kan met een excavator worden uitgeruimd (◘fig. 1.10). Vervolgens wordt er met een fissuurboortje een stuk van de wortelpunt weggeboord om het wortelkanaal te openen.

Orthograde afsluiting

Hierna wordt het wortelkanaal met verschillende maten ruimers schoongemaakt en leeggehaald. Na het ruimen en voor het plaatsen van de vulling wordt het wortelkanaal gespoeld met een desinfecterende vloeistof, bijvoorbeeld waterstofperoxide 3 % of natriumhypochloriet 0,5 %.

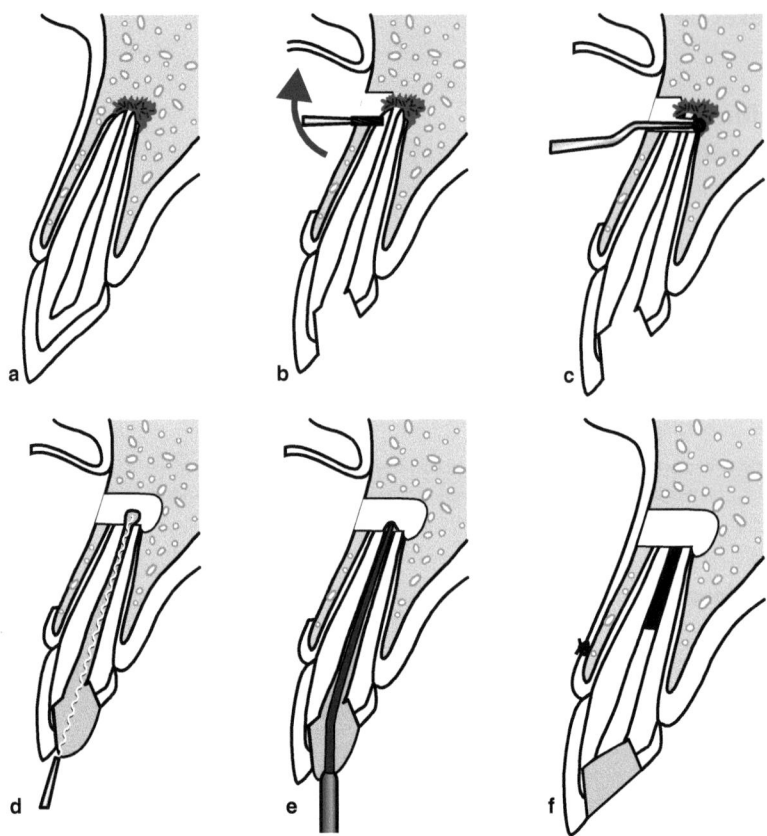

Figuur 1.10 a Element met granuloom aan de wortelpunt. b Resectie van de wortelpunt. c Verwijderen van de wortelpunt en granulatieweefsel met een excavator. d Uitruimen van het wortelkanaal met een ruimer. e Opvullen van het wortelkanaal. f Sluiten van het mucoperiost

Het wortelkanaal moet weer worden opgevuld. De maat van de dikste gebruikte ruimer is tevens de maat van de te gebruiken vulling. Hiervoor wordt cement aangemaakt volgens de door de producent aangegeven methode en de vulling wordt hierin gedrenkt. Deze vulling wordt vervolgens diep in het wortelkanaal ingebracht.

Retrograde afsluiting

Als het wortelkanaal niet doorgankelijk is, kan de wortelpunt worden afgesloten met een plastisch vulmateriaal (guttapercha) of met een cement. De wond wordt gesloten met atraumatische resorbeerbare USP 3-0 hechting met een naaldvoerder vlg. Hegar en een chirurgisch pincet vlg. Gillies.

De keeltampon wordt verwijderd en aan de collega's van de anesthesie getoond. Het gezicht wordt schoongemaakt en de lippen worden opnieuw ingesmeerd met vaseline.

Postoperatieve fase
Langetermijncomplicaties

Herinfectie.
Verlies van het element.

1.2.5 Logeabces

Specifieke informatie
Er zijn drie typen dentogene ontstekingen:
- *periapicaal*: gaat uit van een element met een afgestorven pulpa;
- *pericoronair*: ontstaat rond de kroon van een gebitselement dat aan het doorbreken is;
- *parodontaal*: gaat uit van een element met vitale pulpa.

Hierna kan er een submucosaal abces of een logeabces ontstaan (◘tab. 1.2). Periapicale ontstekingen kunnen chirurgische consequenties hebben. In ◘tab. 1.1 en 1.2 staat een schema waarin de verschillende fasen van periapicaal granuloom naar logeabces zichtbaar worden.

Bij een voortschrijdende infectie zoekt het ontstekingsproces de weg van de minste weerstand en zal zich niet door spier, pees en bot uitbreiden, maar door losmazig bindweefsel, submucosa en subcutis (◘fig. 1.11).

De anatomie bepaalt dat de meeste uitbreidingen zich als een submucosaal abces presenteren. Dit is een pijnlijke zwelling onder het mondslijmvlies, maar dit abces is relatief ongevaarlijk en eenvoudig te behandelen met incisie en drainage onder plaatselijke verdoving.

Veel ernstiger is het als het ontstekingsproces zich uitbreidt in de loges. Er zijn verschillende loges waar een ontstekingsproces zich kan uitbreiden.

Wanneer een dentogene infectie zich via de mondbodem uitbreidt in de richting van de hals, kan dit serieus gevaar opleveren voor de voedsel- en ademweg. De patiënt is ernstig ziek, heeft hoge koorts, zwelling, slikklachten en een trismus. In dat geval is er vaak een ziekenhuisopname nodig, waarbij er intraveneus antibiotica worden gegeven om uitbreiding te voorkomen. Als er een verdenking bestaat op pus, wordt het abces geïncideerd. Omdat het belangrijk is het laagste punt te inciseren en het abces goed en ruim te openen en zo een goede pusafvloed te bewerkstelligen, worden logeabcessen vrijwel altijd onder algehele anesthesie behandeld.

Er wordt meestal voor een huidincisie gekozen omdat dit vaak de zekerste weg is voor een adequate drainage. Ook worden er altijd drains achtergelaten om de drainage voor enkele dagen te verzekeren.

Om het herstel goed te kunnen observeren zijn enkele dagen ziekenhuisopname noodzakelijk. In zeldzame gevallen overlijdt een patiënt desondanks aan een logeabces.

operatie-indicatie verdenking logeabces

doel van de operatie inciseren en draineren van het abces. Zo mogelijk behandelen van de oorzaak

Preoperatieve fase
Specifieke benodigdheden
- verschillende maten flexibele drains
- kweekstokjes

Peroperatieve fase
De benadering van een logeabces kan zowel extra- als intraoraal zijn.

Tabel 1.1 Ontwikkeling van periapicaal granuloom naar logeabces

tijdsverloop/stadium	benaming	toestand/proces	zwelling	pijn	therapie
begin	periapicaal granuloom	afsterven pulpa, ontstaan wortelgranuloom			
acuut	periapicaal abces	ontstoken raken wortelgranuloom		kiespijn	openboren element uitruimen wortelkanalen
na 1–2 dagen	periostitis	verder ontstoken raken van het wortelgranuloom	zwelling van de weke delen	verergeren van de pijn	openboren element uitruimen wortelkanalen, evt. antibiotica
na nog eens 4 dagen	subperiostaal abces	verergeren van de ontsteking	zwelling van de weke delen	forse pijn	incisie en drainage

Tabel 1.2 Ontstaan abces

tijdsverloop/stadium	benaming	toestand/proces	zwelling	pijn	therapie
na nog eens 2–3 dagen	submucosaal abces	ontsteking gaat door	zwelling van de weke delen	minder pijn	incisie en drainage intra- en/of extraoraal
indien een logeabces:					
na nog eens 2–3 dagen	logeabces	afkapseling van pus, uitgebreide ontsteking	zwelling in de hals	forse pijn	incisie en drainage extraoraal onder algehele anesthesie antibiotica

Extraoraal

Er wordt een incisie gemaakt in de huid en de subcutis met een mesje 15. Met een klem vlg. Mosquito wordt er stomp verder geprepareerd tot in de kern van het abces, zodat er een ruime afvloed van pus mogelijk is. Hierna wordt materiaal afgenomen voor kweek.

Vervolgens wordt er een flexibele drain geplaatst. Deze wordt vastgezet met een atraumatische USP 3-0 hechting met een naaldvoerder vlg. Hegar en een chirurgisch pincet vlg. Gillies.

Eventueel wordt er ook intraoraal geïncideerd.

1.2 · Operaties

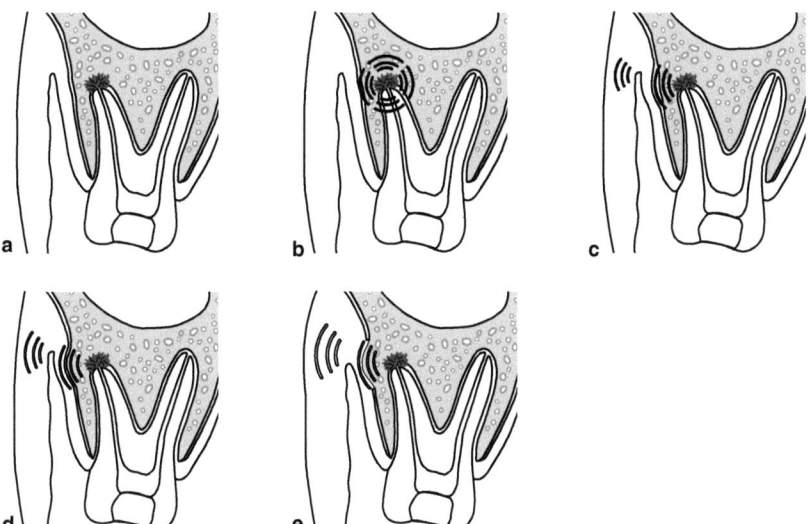

◨ Figuur 1.11 a Periapicaal granuloom. b Periapicaal abces. c Periostitis. d Subperiostaal abces. e Submucosaal abces

Intraoraal

Nadat een mondspreider vlg. Denhart, een wanghaak vlg. Sternberg en een gebogen tongspatel vlg. McIvor zijn ingebracht, wordt het abces geïncideerd. Met een klem vlg. Mosquito of een klem vlg. Crile wordt het abces verder geopend en er wordt materiaal afgenomen voor kweek.

Ook hier wordt een flexibele drain geplaatst en vastgezet met een atraumatische USP 3-0 hechting met een naaldvoerder vlg. Hegar en een chirurgisch pincet vlg. Gillies.

Indien nodig kan het betrokken element worden geëxtraheerd.

De keeltampon wordt verwijderd en aan de collega's van de anesthesie getoond. Het gezicht wordt schoongemaakt en de lippen worden opnieuw ingesmeerd met vaseline.

Postoperatieve fase
Verbinden

Nadat de wond is schoongemaakt, wordt deze afgedekt met gazen die worden vastgeplakt.

Zorg voor het preparaat

Het kweekmateriaal wordt voorzien van naamstickers en met compleet ingevulde formulieren opgestuurd naar het laboratorium.

Langetermijncomplicaties

Er kan uitbreiding van de infectie ontstaan, bijvoorbeeld doordat de antibiotica niet aanslaan. Een enkele maal komt het voor dat de patiënt overlijdt.

Fracturen

2.1	Inleiding – 20
2.2	**Operaties – 24**
2.2.1	Mandibulafractuur – 24
2.2.2	Le Fort I-fractuur – 29
2.2.3	Le Fort II-fractuur – 32
2.2.4	Le Fort III-fractuur – 36
2.2.5	Bimaxillaire fractuur – 40
2.2.6	Zygomafractuur – 41
2.2.7	Arcus zygomaticus-fractuur – 44
2.2.8	Orbitawandfractuur – 46

© Bohn Stafleu van Loghum is een imprint van Springer Media B.V., onderdeel van Springer Nature 2018
A. Schuurkamp en A. Detmar-van der Meulen, *Mond-, kaak- en aangezichtschirurgie*, Operatieve zorg en technieken, https://doi.org/10.1007/978-90-368-2109-4_2

2.1 Inleiding

Binnen het maxillofaciale gebied onderscheidt men twee soorten traumatologie: de dentoalveolaire traumatologie en de aangezichtstraumatologie. De dentoalveolaire traumatologie wordt meestal door de tandarts behandeld, de kaakchirurg is meer gericht op de behandeling van fracturen van het aangezichtsskelet. Uiteraard komen deze ook wel gecombineerd voor.

De oorzaak van aangezichtstraumatologie is in principe een van buiten komende, hoogenergetische kracht. Verkeers-, bedrijfs- en sportongelukken zijn samen met vechtpartijen en huiselijk geweld de meest voorkomende oorzaken.

Wanneer we het aangezicht onderverdelen in bewegende botdelen en starre botdelen, is de mandibula het enige bewegende botdeel. Om de mandibula in een stabiele positie te houden ten opzichte van de rest van het aangezicht loopt er een aantal sterke spieren, zoals de musculus masseter, van het aangezicht naar de mandibula. Bij een fractuur van de mandibula zorgen diezelfde stabiliserende spieren algauw voor een dislocatie van de fractuur. Wanneer hierdoor het slijmvlies scheurt, spreekt men van een open fractuur naar intraoraal.

> **Manibulafracturen**
> Er is een verdeling in soorten mandibulafracturen:
> - mediane corpus-fractuur: fractuur corpus mandubula mediaan tot 1e premolaar;
> - laterale corpus-fractuur: fractuur corpus mandubula tussen 1e en 2e molaar;
> - angulus mandibula-fractuur: fractuur kaakhoekregio;
> - ramus mandibula-fractuur: fractuur loopt van incisura semilunaris tot in de angulus regio;
> - collum mandibula-fractuur: fractuur van het collum en de processus condylaris;
> - capitulumfractuur: fractuur van het kaakkopje binnen het kapsel van het kaakgewricht;
> - processus coronoideus-fractuur: fractuur van de processus coronoideus.

Bij fracturen aan het middengezicht zal iets minder snel sprake zijn van dislocatie. Maar omdat de botdelen daar veel dunner zijn, zullen de fracturen ook vaker uit verschillende fragmenten bestaan. De middengezichtsfracturen worden onderverdeeld in maxilla- en zygomafracturen.

Maxillafracturen worden onderverdeeld op basis van de indeling van Le Fort. René Le Fort (1869–1951) was een Franse legerarts. Door op kadavers te experimenteren is hij tot een indeling van maxillafracturen gekomen. Deze indeling wordt tot op heden gebruikt. Tegenwoordig komen er echter vaak grotere krachten aan te pas bij het ontstaan van het trauma dan in de tijd van Le Fort. In zijn tijd reden bijvoorbeeld de auto's, die voor een substantieel deel verantwoordelijk zijn voor maxillafracturen, nog niet zo hard. Door de grotere krachten is er vaak meer verbrijzeling van de fracturen. In grote lijnen zijn de fracturen wat betreft indeling hetzelfde gebleven (◘fig. 2.1).
- Le Fort I-fractuur: er is een horizontale fractuur van de bovenkaak boven de wortelpunten, over de neusbodem en dwars door de sinus maxillaris;
- Le Fort II-fractuur: piramidevormige fractuur, de neusbrug is gebroken, de fractuur loopt door de orbita, door de margo infraorbitalis en de wanden van de beide kaakholten naar achteren en vervolgens eventueel door de processus pterygoideus. Aan de craniale zijde loopt de fractuur door het os ethmoidale;

2.1 · Inleiding

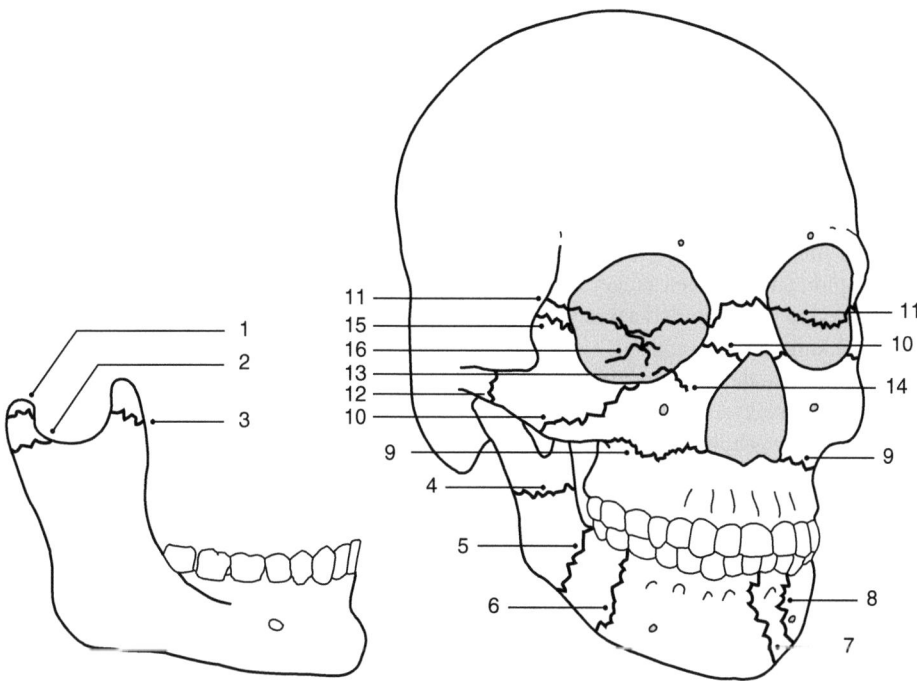

1. capitulum mandibula-fractuur
2. collum mandibula-fractuur
3. coronoideus mandibula-fractuur
4. ramus mandibula-fractuur
5. angulus mandibula-fractuur
6. corpus mandibula-fractuur
7. mediane mandibula-fractuur
8. paramediane mandibula-fractuur
9. Le Fort I maxilla-fractuur
10. Le Fort II maxilla-fractuur
11. Le Fort III maxilla-fractuur
12. arcus zygomaticus-fractuur
13. margo infraorbitalis-fractuur
14. crista zygomaticoalveolaris-fractuur
15. laterale orbitawandfractuur
16. orbitawandfractuur

◘ **Figuur 2.1** Overzicht van fracturen van het aangezicht

— Le Fort III-fractuur: de fractuur loopt door de neusrug, achtereenvolgens door de mediane orbitawand, de orbitabodem, de laterale orbitarand naar dorsaal achter het corpus zygomaticus naar de fissura pterygopalatina. Aan beide zijden is de arcus zygomaticus gefractureerd. De maxilla is met de beide zygomata in het geheel gefractureerd en mobiel. Het hele middengezicht is gedislokeerd.

Een klassieke zygomafractuur wordt gekenmerkt door vier fractuurplaatsen:
— de margo infraorbitalis;
— de crista zygomaticoalveolaris;
— de laterale orbitawand;
— de arcus zygomaticus.

■ **Preoperatief onderzoek en diagnose**

Zowel een anamnese als een lichamelijk onderzoek is noodzakelijk om een diagnose te kunnen stellen. Een aangezichtsfractuur komt vaak voor in combinatie met ander letsel, bijvoorbeeld dentoalveolair letsel, een hersenschudding, een schedelbasisfractuur of – na bijvoorbeeld een groot trauma – andere fracturen en/of bloedingen. Dit heeft tot gevolg dat een kaakchirurg bij een politrauma vaak niet als eerste zal worden geconsulteerd. Omgekeerd betekent het dat een kaakchirurg als hij wel als eerste wordt geconsulteerd, bedacht moet zijn op andere letsels en complicaties. Indien nodig zal hij een andere specialist consulteren.

De anamnese is bedoeld om een beeld te krijgen van de oorzaak van de klachten, het mede stellen van de diagnose en het opsporen van eventuele andere verwondingen, klachten en aandoeningen. Bij kinderen dient men tevens bedacht te zijn op kindermishandeling als oorzaak van het trauma. Na een anamnese volgt er een lichamelijk onderzoek, zowel extra- als intraoraal.

Symptomen die op een aangezichtsfractuur kunnen duiden, zijn:
- afvlakking van de onderkaakrand;
- afvlakking van de wang;
- afzakken van de bulbus oculi;
- beperkt spraakvermogen;
- bloed uit de gehoorgang;
- bloedneus;
- brede/scheve neus;
- facialisparese;
- hematoom of zwelling rondom het oog;
- hematoom aan de onderrand van het oog;
- intraoraal hematoom;
- trismus;
- verscheuring van de mucosa;
- verscheuringen van de huid;
- zwelling rondom de mond;
- zwelling van de neusbrug;
- zwelling van de wang.

Naast de anamnese en het lichamelijk onderzoek vindt er, indien geïndiceerd, aanvullend radiodiagnostisch onderzoek plaats. Dit bestaat uit de traditionele röntgenfoto's, liefst opnamen in twee vlakken, dus een orthopantomogram en een andere opname, eventueel aangevuld met een CT-scan.

De verschillende te gebruiken opnamen zijn:
- orthopantomogram (OPT);
- voorachterwaartse schedelopname vlg. Towne (mandibulafractuur);
- axiale occlusale opname (mandibulafractuur);
- schuinlaterale halvekaakopname vlg. Eisler (mandibulafractuur);
- occipitomentale opname vlg. Lilienfeld (fractuur van sinus maxillaris/maxilla en orbitafractuur);
- laterale schedelopname (maxillafractuur);

Nadat men tot een diagnose is gekomen, wordt er een behandelplan opgesteld en wordt er begonnen met de behandeling.

▪ Behandelingen
Het doel van een behandeling is door repositie en fixatie van de fractuur een anatomische stand en occlusie te verkrijgen en de functie te herstellen. Een fractuur geneest het best wanneer repositie en fixatie zo snel mogelijk plaatsvinden.

Door de fractuurdelen in een anatomische stand en enigszins belastbaar te fixeren wordt er enige compressie op de fractuurlijn uitgevoerd en kunnen de kanalen van Havers de fractuur overbruggen. Op deze manier geneest de fractuur door directe vorming van bot.

Indien er geen compressie wordt uitgevoerd, vindt er een indirecte vorm van botgenezing plaats. Hierbij wordt er eerst callus gevormd.

Na het trauma ontstaat op de fractuurplaats een ontstekingsreactie, met alle bekende ontstekingsverschijnselen die daarbij horen: roodheid (rubor), warmte (calor), pijn (dolor), zwelling (tumor) en functieverlies (functio laesa). Tevens ontstaat er necrose door verminderde doorbloeding. Als gevolg van het trauma zijn de aanwezige vaten beschadigd en is de doorbloeding sterk verslechterd.

Het dode weefsel wordt opgeruimd door de macrofagen: osteoclasten. Hierna kan de fractuurgenezing beginnen. Er ontstaan nieuwe collageenvezels door ingroei van fibroblasten en revascularisatie. Hieruit ontstaat fibreuze callus. Uiteindelijk ontstaan hieruit osteoblasten die nieuw bot aanmaken door afzetting van calciumfosfaat, de benige callus. Een goede genezing is – behalve van een goede en stabiele fixatie – ook afhankelijk van de conditie van de patiënt. Slechte vascularisatie en ziekten, zoals diabetes, komen de genezing niet ten goede.

Door de fractuur zo snel mogelijk te reponeren en te fixeren zal de genezing gunstig worden beïnvloed en kan na ongeveer twee maanden het botdeel weer normaal worden belast.

Bij een onbehandelde open fractuur is er al na acht uur een sterk verhoogde kans op infectie. Dit is een van de redenen om patiënten zo snel mogelijk te behandelen. Maar doordat fracturen van het aangezicht nogal eens samen met een ander trauma voorkomen, kan het gebeuren dat eerst de andere traumata moeten worden behandeld. Op een later tijdstip, als de fysieke toestand van de patiënt het toelaat, kan dan pas het aangezichtstrauma worden behandeld. Deze patiënten zullen dan ook altijd met antibiotica worden behandeld.

Bij aangezichtstrauma komen ook vaak dentoalveolaire traumata voor. Deze worden uiteraard samen met het aangezichtstrauma behandeld. Terug te plaatsen tanden worden tot de behandeling in een NaCl 0,9 %-oplossing bewaard. Losgeslagen tanden, botstukken, kiezen, bruggen en kronen kunnen de ademweg obstrueren. Hierop moet men bij de eerste opvang van de patiënt bedacht zijn.

Ook binnen de mond-, kaak- en aangezichtschirurgie wordt onderscheid gemaakt tussen conservatieve of onbloedige repositie en bloedige repositie met, indien nodig, fixatie met behulp van osteosynthesemateriaal.

Onder conservatieve behandelingen wordt IMF middels spalken, draadligaturen, botschroeven of perizygomale draden verstaan. Bij een conservatieve behandeling is de repositie niet erg stabiel. De fracturen kunnen na de fixatie niet worden belast en door de IMF kan de patiënt gedurende ongeveer acht weken de kaken niet bewegen en openen. Dit heeft allerlei vervelende consequenties met betrekking tot voedselopname en gebitshygiëne. Het verdient dan ook de voorkeur om, indien mogelijk, de fractuur bloedig te reponeren en te fixeren. Hoewel het een nadeel is dat de patiënt onder algehele anesthesie moet worden behandeld, zijn de voordelen van een oefenstabiele fixatie die op deze manier wordt verkregen, groter. De fractuurgenezing wordt gunstig beïnvloed, de patiënt kan zacht voedsel tot zich nemen en kan de mond gewoon opendoen.

De benadering van de fractuurplaats zal bij een bloedige repositie zo veel mogelijk intraoraal zijn. Mocht het nodig zijn de fractuur extraoraal te benaderen, dan houdt men bij het maken van de huidincisie zo veel mogelijk de huidlijnen aan.

Het kan voorkomen dat de beste benadering via een coronale incisie ofwel viziersnede is. Hierbij worden het voorhoofd en het aangezicht tot de infraorbitale randen vrijgelegd.

Bij iedere incisie en benaderingsweg moet rekening worden gehouden met de in dit gebied lopende motorische zenuwen. Beschadiging hieraan geeft verlammingsverschijnselen van het geïnnerveerde gebied. Beschadiging van de sensorische zenuwen geeft een 'doof' gevoel en moet dus ook worden vermeden.

Reposities worden gefixeerd met osteosynthesemateriaal. Een uitgebreide uitleg hierover staat in de inleiding van dit boek.

- **Postoperatief**

Postoperatief zal de patiënt last hebben van pijn, zwelling en het niet kunnen belasten van de kaken. De pijn kan adequaat worden bestreden met NSAID's, die tevens een ontstekingsremmende werking hebben. De zwelling verdwijnt in de loop van een aantal weken en na ongeveer twee maanden kunnen de kaken weer volledig worden belast.

Een eventuele spalk en/of IMF worden na ongeveer zes tot acht weken verwijderd. Een patiënt die een operatie van de maxilla heeft ondergaan, wordt aangeraden de eerste weken drukverhoging te voorkomen, dus niet te blazen of te zuigen en de neus niet te snuiten. Doordat de sinus maxillaris ook gefractureerd is, kan door drukverschillen postoperatief speeksel in de sinus maxillaris komen. Dit kan een sinusitis veroorzaken. Ook bestaat er een kans op emfyseem van het periorbitale weefsel.

Het belasten van de kaken is de eerste zes weken niet verstandig en vaak ook niet mogelijk. Men kan dan slechts zacht voedsel eten en een patiënt met een IMF krijgt een vloeibaar dieet. Het gevolg is vaak een gewichtsverlies van enkele kilo's. Het is belangrijk, zeker ook voor het genezingsproces, dat de patiënt voldoende voedingsstoffen binnenkrijgt. Voorlichting en begeleiding zijn noodzakelijk.

Rondom de mond kan de eerste paar weken een 'doof' gevoel bestaan. Dit is een gevolg van de tractie en/of druk die tijdens de operatie op de verschillende zenuwen is uitgeoefend. Hierdoor en door de zwelling kan het spreken de eerste tijd moeizaam gaan.

Totdat de spalken en eventuele IMF worden verwijderd, is een extra goede mondhygiëne nodig. De mond wordt gespoeld met een chloorhexidineoplossing en voor zover mogelijk worden de tanden gepoetst. De mondhygiënist kan behulpzaam zijn bij voorlichting en behandeling.

2.2 Operaties

2.2.1 Mandibulafractuur

Specifieke informatie

In de mandibula bevindt zich een aantal van nature zwakke plekken. Dit zijn onder andere de plaatsen waar de hoektanden en de verstandskiezen zich bevinden en de regio onder de kaakkopjes, de collum mandibula. Ook op plaatsen waar elementen ontbreken door bijvoorbeeld extracties kunnen door resorptie van de processus alveolaris zwakke plekken ontstaan.

Mandibulafracturen worden ingedeeld op basis van hun anatomische locatie (◘tab. 2.1).

Mandibulafracturen (◘fig. 2.2) kunnen, behoudens een mediane fractuur, zowel enkelzijdig als dubbelzijdig en in verschillende combinaties voorkomen. De bekendste combinatiefractuur is de zogenoemde paradefractuur. Hierbij is sprake van een mediane corpus-fractuur en een dubbelzijdige collum mandibula-fractuur.

2.2 · Operaties

Tabel 2.1 Indeling mandibulafracturen

fractuur	lokalisatie
mediane corpus	fractuur corpus mandibula mediaan tot 1e premolaar
laterale corpus	fractuur corpus mandibula tussen de 1e premolair tot 2e molaar
angulus mandibula	fractuur kaakhoek regio
ramus mandibula	fractuur begint in de incisura semilunaris en eindigt in de angulusregio
collum mandibula	fractuur van het collum en de processus condylaris
capitulum	fractuur van het kaakkopje zelf binnen het kapsel van het kaakgewricht
processus coronoideus	fractuur van de processus coronoideus

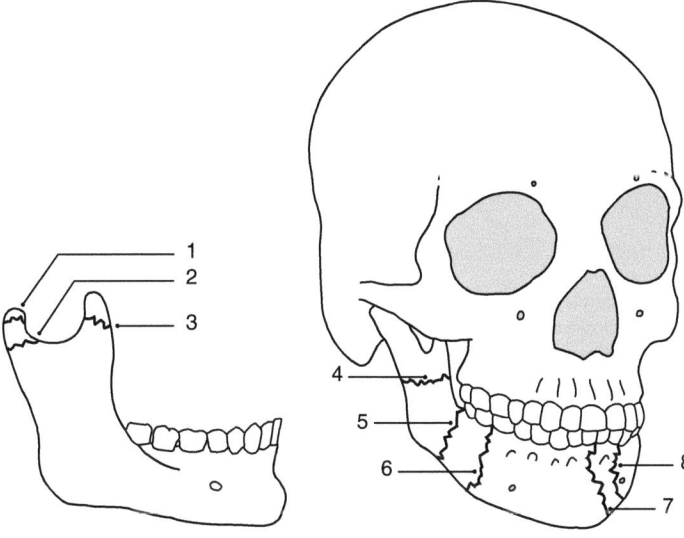

1 capitulum mandibula-fractuur
2 collum mandibula-fractuur
3 coronoideus mandibula-fractuur
4 ramus mandibula-fractuur
5 angulus mandibula-fractuur
6 corpus mandibula-fractuur
7 mediane mandibula-fractuur
8 paramediane mandibula-fractuur

Figuur 2.2 Mandibulafracturen frontaal

De klachten van de verschillende mandibulafracturen worden in tab. 2.2 weergegeven.

Indien gewenst en de toestand van de patiënt dit toelaat, worden er gipsafdrukken van het gebit gemaakt, waarbij de fractuurlijnen met behulp van een zaag op de afdrukken worden aangebracht. Deze afdrukken worden gebruikt voor het voorbuigen van spalken bij IMF.

Er zijn twee verschillende behandelingsmethoden:
- open repositie en rigide fixatie;
- conservatief door middel van intermaxillaire fixatie.

Bij een chirurgische behandeling zal de repositie van de fractuur en fixatie met behulp van osteosyntheseplaten en -schroeven plaatsvinden.

Tabel 2.2 Mandibulafracturen: symptomen en behandeling

fractuur	symptomen	behandeling
mediane corpus	– pijn – vaak kinwond – diasteem ruimte tussen twee opeenvolgende elementen ter plaatse van de fractuur – slijmvlieslaesie – mondbodemhematoom	– osteosynthese met plaatjes en schroeven
laterale corpus	– pijn – zwelling – beperkte mondopening – occlusiestoornis – niet meer kunnen eten en drinken – bloedverlies uit de mond	– osteosynthese met plaatjes en schroeven
angulus mandibula	– pijn – zwelling – beperkte mondopening – sensibiliteits verlies onderlip beschadiging nervus mentalis – slikklachten	– osteosynthese met plaatjes en schroeven
ramus mandibula	– pijn – zwelling – beperkte mondopening – occlusiestoornis – soms is er een hematoom in de ramusregio zichtbaar	– osteosynthese met plaatjes en schroeven of IMF
collum mandibula enkelzijdig	– zwelling en drukpijn ter hoogte van het gebroken kaakkopje – niet-papabel kaakkopje (pre-auriculair en in de gehoorgang) – occlusiestoornis – kinpuntdeviatie bij het openen van de mond naar de gefractureerde zijde – beperkte laterale beweging van de onderkaak naar de niet-gefractureerde zijde	– zonder occlusiestoornis: conservatieve behandeling, functionele therapie gericht op functieherstel – met occlusiestoornis: causale behandeling met intermaxillaire elastiektractie of kortdurende IMF
collum mandibula dubbelzijdig	– vergelijkbaar met enkelzijdige collum fractuur, maar met bewegingsbeperking naar beide zijden – prematuur contact in de molaarregio – verticale open beet in het front	– zonder occlusiestoornis: conservatieve behandeling, functionele therapie gericht op functieherstel – met occlusiestoornis: causale behandeling met interaxillaire elastiektractie of kortdurende IMF

2.2 · Operaties

Tabel 2.2 Mandibulafracturen: symptomen en behandeling vervolg

fractuur	symptomen	behandeling
intracapsulaire capitumlum	– zwelling van het gewricht – pijn – bewegingsbeperking naar contralateraal – soms occlusiestoornis	– zonder occlusiestoornis: conservatieve behandeling, functionele therapie gericht op functieherstel – met occlusiestoornis: causale behandeling met interaxillaire elastiektractie of kortdurende IMF
processus coronoideus	– vaak slechts lokale pijn, weinig bijkomende symptomen	– behandeling is niet noodzakelijk – fractuur komt bijna alleen in combinatie met een fractuur van het os zygomaticum of met een fractuur van de maxilla type Le Fort III voor

Intermaxillaire fixatie wordt vooral bij collumfracturen met occlusiestoornis toegepast. Hierbij worden de tanden en kiezen van de onder- en de bovenkaak met spalken en staaldraad of met botschroeven en staaldraad, in de correcte occlusie gefixeerd.

Door het plaatsen van een IMF kan de patiënt zijn mond niet openen en zal er altijd een metaaldraadknipschaar zichtbaar bij de patiënt in de buurt moeten zijn. Bij calamiteiten, in het bijzonder bij dreigende aspiratie, stridor of een noodzakelijke herintubatie, kan dan de intermaxillaire fixatie worden doorgeknipt. De metaaldraadknipschaar blijft bij de patiënt totdat de IMF-draden zijn verwijderd.

operatie-indicatie   fractuur van de mandibula

doel van de operatie   het herstellen van de occlusie, de functie en de anatomische stand

Preoperatieve fase
Apparatuur
- boormotor

Specifieke benodigdheden
- botinstrumentarium
- kinretractor vlg. Obwegeser
- spalken en ijzerdraad of botschroeven
- net met osteosyntheseplaten en -schroeven
- elektrische boor met spoelmogelijkheid op het handvat
- lokaal anestheticum met adrenaline

Peroperatieve fase
Aanbrengen intermaxillaire fixatie

Na het inbrengen van de mondspreider vlg. Denhart, de wanghaak vlg. Sternberg en de gebogen tongspatel vlg. McIvor wordt de mondholte geïnspecteerd en kan er worden begonnen met het aanbrengen van de bovenspalk. De spalk wordt met behulp van 0,4 en 0,5 mm draden aan de gebitselementen gefixeerd. De draden worden aangegeven op een arterieklem vlg. Crile.

Nadat deze om het element en de spalk heen zijn gestoken, worden de draden op hun plaats gehouden door een tamponstopper vlg. Luniatschek en worden de uiteinden met een draadspantang vlg. Pean om elkaar heen gedraaid (twijnen). Van de getwijnde draad wordt het uiteinde afgeknipt met een metaaldraadknipschaar en vervolgens omgebogen met een buigtang vlg. Goslee.

Als de spalk in de bovenkaak is ingebonden, wordt de onderspalk op dezelfde wijze aangebracht.

Indien de patiënt een keeltampon heeft, moet deze vóór het op elkaar vastzetten van de kaken, zodanig worden verplaatst dat deze na de intermaxillaire fixatie kan worden verwijderd. De kaken kunnen door de fixatie immers niet van elkaar.

Als tijdelijke intermaxillaire fixatie kunnen ook zogenoemde IMF-schroeven worden gebruikt. Dit zijn botschroeven, waarvan er minimaal vier in de onderkaak en vier in de bovenkaak worden aangebracht. Met rvs-draden kan met behulp van deze schroeven intermaxillair worden gefixeerd.

De keeltampon wordt verwijderd en aan de collega's van de anesthesie getoond. Het gezicht wordt schoongemaakt en de lippen worden opnieuw ingesmeerd met vaseline.

Voordat de patiënt wordt vervoerd, moet gecontroleerd zijn of de metaaldraadknipschaar aanwezig is.

Repositie en fixatie met behulp van osteosynthese

Na het inbrengen van de mondspreider vlg. Denhart, de wanghaak vlg. Sternberg en de gebogen tongspatel vlg. McIvor wordt de mondholte geïnspecteerd. Vaak worden nu spalken in de maxilla en de mandibula ingebonden om tijdens de operatie de gebitselementen in occlusie te fixeren.

De incisieplaats wordt geïnfiltreerd met een lokaal anestheticum met adrenaline. Met een mesje 15 wordt een incisie gemaakt. Het mucoperiost wordt afgeschoven met een rasparatorium vlg. Freer of Williger. De nervus mentalis wordt opgezocht en geïdentificeerd.

De gehele fractuur moet worden vrijgelegd voordat de kinretractor vlg. Obwegeser kan worden geplaatst. Hierna wordt de fractuur gereponeerd en, indien gewenst, wordt er een intermaxillaire fixatie aangebracht.

Vervolgens wordt de osteosyntheseplaat gekozen en wordt deze in de juiste vorm gebogen met een plaatbuigtang en een platbektang vlg. Goslee. De plaat wordt dwars op de fractuur aangebracht en met behulp van een tamponstopper vlg. Luniatschek of een plaathouder vlg. Lindorf gefixeerd tijdens het boren van de schroefgaten. Er wordt geboord met een spiraalboor, waarbij de diameter afhankelijk is van de te plaatsen schroeven. Hierna worden de schroeven ingebracht.

Vooral in het gebied van de angulus mandibula worden de schroeven vaak transbuccaal aangebracht. Hiervoor wordt een steekincisie met een nieuw mesje 15 in de huid gemaakt. Via het steekgaatje wordt een troicart met mandrin ingebracht. Nadat de mandrin is verwijderd, kan de wanghouder om de troicart van de transbuccaal worden vastgezet. De troicart dient als boorgeleider. Met een lange spiraalboor wordt door de troicart geboord en worden de osteosyntheseschroefjes geplaatst.

Bij een mandibulafractuur in de symfyseregio tussen de beide nervi mentales wordt een tweede plaat onder de eerste aangebracht volgens eenzelfde procedure.

Hierna volgt hemostase en wordt de wond gesloten met een atraumatische resorbeerbare USP 3-0 hechting met een naaldvoerder vlg. Hegar en een chirurgisch pincet vlg. Gillies.

De keeltampon wordt verwijderd en aan de collega's van de anesthesie getoond. Het gezicht wordt schoongemaakt en de lippen worden opnieuw ingesmeerd met vaseline.

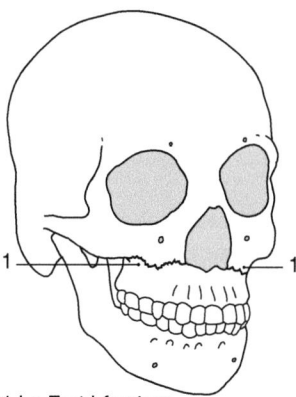

1 Le Fort I-fractuur

◘ **Figuur 2.3** Le Fort I-fractuur (1)

Postoperatieve fase
Verbinden
Tegen de zwelling wordt postoperatief, met behulp van een elastische pleister, een drukverband over de kin aangebracht.
De steekincisies worden met hechtstrips of verbandspray verbonden.

Medicatie
Als pijnbestrijding krijgt de patiënt morfinomimetica of NSAID's.
De patiënt krijgt volgens schema gedurende de operatie en postoperatief antibiotica.

Langetermijncomplicaties
Instabiele fractuur.
Osteonecrose.
Sensibliliteitsverlies van de onderlip door beschadiging van de nervus mentalis.

2.2.2 Le Fort I-fractuur

Specifieke informatie
De Le Fort I-fractuur is een horizontale fractuur van de bovenkaak boven de wortelpunten, over de neusbodem en dwars door de sinus maxillaris (◘fig. 2.3).

Symptomen
- een mobiele maxilla;
- een gestoorde occlusie; er is veelal sprake van een verticale open beet en een omgekeerde frontbeet; hierbij is er een ruimte tussen de onder- en boventanden als de patiënt zijn kiezen op elkaar zet;
- hematoom in de omslagplooi;
- dubbelzijdige neusbloeding.

De behandelingsmethode is afhankelijk van de vraag of de patiënt dentaat of edentaat is.

Bij een edentate patiënt met een fractuur met geringe dislocatie wordt de fractuur vaak onbloedig behandeld. De prothese wordt uit gelaten en de patiënt wordt geadviseerd om de bovenkaak met rust te laten. De eventuele resterende dislocatie kan in een nieuw te vervaardigen gebitsprothese worden verwerkt. Een operatie is dan niet nodig. Indien er sprake is van een duidelijke dislocatie, vinden repositie en fixatie plaats met osteosyntheseplaten en -schroeven en/of titanium mesh en rvs-draden.

Bij dentate patiënten is het van groot belang de occlusie en eventuele esthetische afwijkingen te herstellen. Tijdens de operatie worden de kaken intermaxillair gefixeerd, de maxillawanden worden met een mucoperiostale incisie à vue gebracht en de bovenkaak wordt gefixeerd met mini-osteosyntheseplaten en -schroeven.

Door het plaatsen van een IMF kan de patiënt zijn mond niet openen en zal er altijd een metaaldraadknipschaar zichtbaar bij de patiënt in de buurt moeten zijn. Bij calamiteiten, in het bijzonder bij dreigende aspiratie, stridor of een noodzakelijke herintubatie, kan dan de intermaxillaire fixatie worden doorgeknipt. De metaaldraadknipschaar blijft bij de patiënt totdat de IMF-draden zijn verwijderd.

operatie-indicatie Le Fort I-fractuur

doel van de operatie het herstellen van de occlusie, de functie en de anatomische stand

Preoperatieve fase
Apparatuur
- boormotor

Specifieke benodigdheden
- botinstrumentarium
- naald vlg. Obwegeser of naald vlg. Kelsey Fry
- boorsetje met diverse boortjes
- spalken en rvs-draad of botschroeven
- net met mini-osteosyntheseplaten en mini-osteosyntheseschroeven en titanium mesh
- elektrische boor met spoelmogelijkheid op het handvat
- lokaal anestheticum met adrenaline

Peroperatieve fase
Aanbrengen intermaxillaire fixatie

Na het inbrengen van de mondspreider vlg. Denhart, de wanghaak vlg. Sternberg en de gebogen tongspatel vlg. McIvor wordt de mondholte geïnspecteerd en kan er worden begonnen met het aanbrengen van de bovenspalk. De spalk wordt met behulp van 0,4 en 0,5 mm draden aan de gebitselementen gefixeerd. De draden worden aangegeven op een arterieklem vlg. Crile. Nadat deze om het element en de spalk heen zijn gestoken, worden de draden op hun plaats gehouden door een tamponstopper vlg. Luniatschek en worden de uiteinden met een draadspantang vlg. Pean om elkaar heen gedraaid (twijnen). Van de getwijnde draad wordt het uiteinde afgeknipt met een metaaldraadknipschaar en vervolgens omgebogen met een buigtang vlg. Goslee.

Als de spalk in de bovenkaak is ingebonden, wordt de onderspalk op dezelfde wijze aangebracht.

Zodra de spalken aan de boven- en onderkaak zijn bevestigd en de juiste occlusie is bereikt, worden de kaken op elkaar vastgezet met lusvormige 0,5 mm draden met een draadspantang vlg. Pean en een tamponstopper vlg. Luniatschek.

Indien de patiënt een keeltampon heeft, moet deze vóór het op elkaar vastzetten van de kaken zodanig worden verplaatst dat deze na het aanbrengen van de intermaxillaire fixatie kan worden verwijderd.

Aanbrengen perizygomaticusdraad

Deze methode wordt eigenlijk alleen nog toegepast als de patiënt wegens zijn gezondheidstoestand geen grote en langdurige ingreep aankan en er geen open repositie kan worden verricht.

Voordat de perizygomaticusdraden kunnen worden ingebracht wordt er eerst een intermaxillaire fixatie (IMF) aangebracht. Daarna wordt met een mesje 15 een incisie in de wenkbrauw gemaakt. De weke delen worden gekliefd en afgeschoven van het mucoperiost met een rasparatorium vlg. Freer of Williger.

Hierna wordt de naald vlg. Obwegeser langs de laterale orbitawand naar de onderkaak ingebracht. Het uiteinde van de voorgespannen 0,5 mm rvs-draad wordt door het oog van de naald vlg. Obwegeser gestoken. De naald wordt naar boven getrokken en vervolgens aan de andere kant van de arcus zygomaticus naar beneden gestoken. De rvs-draad komt zo om de arcus zygomaticus te liggen. De procedure wordt aan de andere zijde herhaald. Hierna worden de draden met behulp van een draadspantang vlg. Pean tegelijkertijd om elkaar heen gedraaid (twijnen). De uiteinden worden met een metaaldraadknipschaar afgeknipt en omgebogen met een buigtang vlg. Goslee. Zowel links als rechts wordt met een hulpdraad vanaf de ingebonden onderspalk de perizygomaticusdraad aan de onderspalk bevestigd.

Om te voorkomen dat de fractuurdelen kunnen wijken, moeten de rvs-draden voordat deze worden ingebracht, worden voorgespannen, dat wil zeggen maximaal uitgerekt. Op deze manier kan maximale tractie worden bereikt.

De maxilla is nu ingeklemd tussen de mandibula, de rest van het middengezicht en de schedelbasis. Dit noemt men skeletale fixatie.

De keeltampon wordt verwijderd en aan de collega's van de anesthesie getoond. Het gezicht wordt schoongemaakt en de lippen worden ingesmeerd met vaseline.

Repositie en fixatie met behulp van mini-osteosyntheseplaten en -schroeven

Na het inbrengen van de mondspreider vlg. Denhart, de wanghaak vlg. Sternberg en de gebogen tongspatel vlg. McIvor wordt de mondholte geïnspecteerd. Na de inspectie worden de mondspreider, de wanghaak en de gebogen tongspatel uit de mond gehaald en worden twee haken vlg. Langenbeck achter de bovenlip geplaatst.

De incisieplaats wordt geïnfiltreerd met een lokaal anestheticum met adrenaline. Met een mesje 10 wordt er een incisie gemaakt in de buccale omslagplooi van de bovenkaak.

Met een rasparatorium vlg. Freer of Williger wordt het mucoperiost afgeschoven totdat de fractuur à vue is. De fractuur wordt gereponeerd en de uitgekozen mini-osteosyntheseplaat wordt in de juiste vorm gebogen met een platbek-plaatbuigtang vlg. Goslee en een driepuntsplaatbuigtangetje. Indien er gebruik wordt gemaakt van titanium mesh, wordt met een metaaldraadknipschaar de juiste maat plaat geknipt. Ook dit plaatje wordt in de goede vorm gebogen. De mini-osteosyntheseplaatjes of de titanium mesh worden bij voorkeur dwars op de fractuur geplaatst.

Met behulp van een tamponstopper vlg. Luniatschek of een plaathouder vlg. Lindorf worden de plaatjes tijdens het boren van de schroefgaten gefixeerd. Er wordt geboord met een spiraalboor, waarbij de diameter afhankelijk is van de te plaatsen schroeven. Hierna worden de schroeven ingebracht.

Na hemostase wordt de wond gesloten met een atraumatische resorbeerbare USP 3-0 hechting met een naaldvoerder vlg. Hegar en een chirurgisch pincet vlg. Gillies.

De keeltampon wordt verwijderd en aan de collega's van de anesthesie getoond. Het gezicht wordt schoongemaakt en de lippen worden opnieuw ingesmeerd met vaseline.

Postoperatieve fase
Verbinden

Tegen de zwelling wordt postoperatief, met behulp van een elastische pleister, een drukverband over de bovenlip aangebracht.

Medicatie

Als pijnbestrijding krijgt de patiënt morfinomimetica of NSAID's.
De patiënt krijgt volgens schema gedurende de operatie en postoperatief antibiotica.

Instructies

De patiënt wordt geadviseerd de neus niet te snuiten om drukverschillen tussen neus en mond te vermijden en zo emfyseem van de wang te voorkomen. Ook probeert men zo te voorkomen dat door de open verbinding tussen mondholte en sinussen, speeksel in de sinussen komt, wat een ontsteking kan veroorzaken.

Langetermijncomplicaties

Instabiele fractuur.
Osteonecrose.

2.2.3 Le Fort II-fractuur

Specifieke informatie

De Le Fort II-fractuur is een piramidevormige fractuur, de neusbrug is gebroken. De fractuur loopt achtereenvolgens door de mediane wand van de orbita, de margo infraorbitalis en de voorwanden van de beide kaakholten, de crista zygomaticoalveolaris en vervolgens door de processus pterygoideus naar dorsaal. Aan de dorsocraniale zijde loopt de fractuur door het os ethomoidale (◘fig. 2.4). Zowel de maxilla als de neus zijn gebroken.

Symptomen

- gestoorde occlusie, een verticale open beet in het front; hierbij is er ruimte tussen de onder- en boventanden als de patiënt zijn kiezen op elkaar zet;
- een mobiele maxilla, waarbij de mobiliteit infraorbitaal waarneembaar is;
- brilhematoom;
- dubbelzijdige neusbloeding;
- liquorroe;
- dubbelzijdige uitval van de nervus infraorbitalis.

2.2 · Operaties

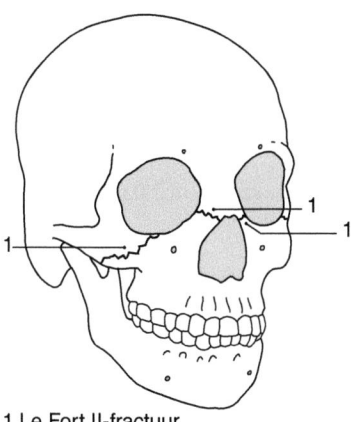

1 Le Fort II-fractuur

Figuur 2.4 Le Fort II-fractuur (1)

De behandelingsmethode is gelijk aan die van een Le Fort I-fractuur en afhankelijk van de vraag of de patiënt dentaat of edentaat is en van de hoeveelheid losse botfragmenten.

Bij een edentate patiënt met een fractuur met geringe dislocatie wordt de fractuur vaak onbloedig behandeld. De prothese wordt uit gelaten en de patiënt wordt geadviseerd om de bovenkaak met rust te laten. De eventueel resterende dislocatie kan in een nieuw te vervaardigen gebitsprothese worden verwerkt. Een operatie is dan niet nodig. Indien er sprake is van een duidelijke dislocatie, vinden repositie en fixatie plaats met osteosyntheseplaten en -schroeven en/of titanium mesh en rvs-draden. Bij een Le Fort II-fractuur kan het nodig zijn een osteosyntheseplaat te plaatsen op de margo infraorbitalis, waarbij een benadering door de huid of de conjuntiva van het onderooglid nodig is.

Bij dentate patiënten is het van belang de occlusie en eventuele esthetische afwijkingen te herstellen. Tijdens de operatie worden de kaken intermaxillair gefixeerd, de maxillawanden worden met een mucoperiostale incisie à vue gebracht en de bovenkaak wordt gefixeerd met mini-osteosyntheseplaten en -schroeven. Daarbij wordt meestal osteosynthesemateriaal met een doorsnede van 1,5 of 2,0 mm gebruikt.

Soms wordt er gekozen voor IMF. Door het plaatsen van een IMF kan de patiënt zijn mond niet opendoen en zal er altijd een metaaldraadknipschaar zichtbaar bij de patiënt in de buurt moeten zijn. Bij calamiteiten, in het bijzonder bij dreigende aspiratie, stridor of een noodzakelijke herintubatie, kan dan de intermaxillaire fixatie worden doorgeknipt.

De metaaldraadknipschaar blijft bij de patiënt totdat de IMF-draden zijn verwijderd.

operatie-indicatie	Le Fort II-fractuur
doel van de operatie	het herstellen van de occlusie, de functie, de anatomische stand en de contouren van het gelaat

Preoperatieve fase
Apparatuur
– boormotor

Specifieke benodigdheden
- botinstrumentarium
- naald vlg. Obwegeser of naald vlg. Kelsey Fry
- boorsetje met diverse boortjes
- spalken en rvs-draad of botschroeven
- net met osteosyntheseplaten en -schroeven met een doorsnede van 1,5 of 2,0 mm en titanium mesh
- elektrische boor met spoelmogelijkheid op het handvat
- lokaal anestheticum met adrenaline

Peroperatieve fase
Aanbrengen intermaxillaire fixatie
Na het inbrengen van de mondspreider vlg. Denhart, de wanghaak vlg. Sternberg en de gebogen tongspatel vlg. McIvor wordt de mondholte geïnspecteerd en kan er worden begonnen met het aanbrengen van de bovenspalk. De spalk wordt met behulp van 0,4 en 0,5 mm draden aan de gebitselementen gefixeerd. De draden worden aangegeven op een arterieklem vlg. Crile. Nadat deze om het element en de spalk heen zijn gestoken, worden de draden op hun plaats gehouden door een tamponstopper vlg. Luniatschek. De uiteinden worden met een draadspantang vlg. Pean om elkaar heen gedraaid (twijnen). Van de getwijnde draad wordt het uiteinde met een metaaldraadknipschaar afgeknipt en omgebogen met een buigtang vlg. Goslee.

Als de spalk in de bovenkaak is ingebonden, wordt de spalk van de onderkaak op dezelfde wijze aangebracht.

Indien de patiënt een keeltampon heeft, moet deze vóór het op elkaar vastzetten van de kaken zodanig worden verplaatst dat deze na het aanbrengen van de intermaxillaire fixatie kan worden verwijderd.

Aanbrengen perizygomaticusdraad
Deze methode wordt eigenlijk alleen nog toegepast als de patiënt wegens zijn gezondheidstoestand geen grote en langdurige ingreep aankan en er geen open repositie kan worden verricht.

Voordat de perizygomaticusdraden kunnen worden ingebracht, wordt er eerst een intermaxillaire fixatie (IMF) aangebracht. Daarna wordt met een mesje 15 een incisie in de wenkbrauw gemaakt. De weke delen worden gekliefd en afgeschoven van het mucoperiost met een rasparatorium vlg. Freer of Williger.

Hierna wordt de naald vlg. Obwegeser langs de laterale orbitawand naar de onderkaak ingebracht. Het uiteinde van de voorgespannen 0,5 mm rvs-draad wordt door het oog van de naald vlg. Obwegeser gestoken. De naald wordt naar boven getrokken en vervolgens aan de andere kant van de arcus zygomaticus naar beneden gestoken. De rvs-draad komt zo om de arcus zygomaticus te liggen. De procedure wordt aan de andere zijde herhaald. Hierna worden de draden met behulp van een draadspantang vlg. Pean tegelijkertijd om elkaar heen gedraaid (twijnen). De uiteinden worden met een metaaldraadknipschaar afgeknipt en omgebogen met een buigtang vlg. Goslee. Zowel links als rechts wordt met een hulpdraad vanaf de ingebonden onderspalk de perizygomaticusdraad aan de onderspalk bevestigd.

Om te voorkomen dat de fractuurdelen kunnen wijken, moeten de rvs-draden voordat deze worden ingebracht, worden voorgespannen, dat wil zeggen maximaal uitgerekt. Op deze manier kan maximale tractie worden bereikt.

De maxilla is nu ingeklemd tussen de mandibula, de rest van het middengezicht en de schedelbasis. Dit noemt men skeletale fixatie.

De keeltampon wordt verwijderd en aan de collega's van de anesthesie getoond. Het gezicht wordt schoongemaakt en de lippen worden ingesmeerd met vaseline

Repositie en fixatie met behulp van mini-osteosyntheseplaten en -schroeven

Na het inbrengen van de mondspreider vlg. Denhart, de wanghaak vlg. Sternberg en de gebogen tongspatel vlg. McIvor wordt de mondholte geïnspecteerd. Na de inspectie worden de mondspreider, de wanghaak en de gebogen tongspatel uit de mond gehaald en worden er twee haken vlg. Langenbeck achter de bovenlip geplaatst.

De incisieplaats wordt geïnfiltreerd met een lokaal anestheticum met adrenaline. Met een mesje 10 wordt er een incisie gemaakt in de buccale omslagplooi van de bovenkaak. Indien nodig vindt er hemostase plaats met diathermie en een chirurgisch pincet vlg. Gillies.

Met een rasparatorium vlg. Freer of Williger wordt het mucoperiost afgeschoven totdat de fractuur à vue is. De fractuur wordt gereponeerd en de uitgekozen mini-osteosyntheseplaat wordt in de juiste vorm gebogen met een platbek-plaatbuigtang vlg. Goslee en een driepunts-plaatbuigtangetje. Indien er gebruikt wordt gemaakt van titanium mesh, wordt het plaatje met een metaaldraadknipschaar op de juiste maat geknipt. Ook dit plaatje wordt in de goede vorm gebogen. De osteosyntheseplaatjes of de titanium mesh-plaatjes worden bij voorkeur dwars op de fractuur geplaatst.

Met behulp van een tamponstopper vlg. Luniatschek of een plaathouder vlg. Lindorf worden de plaatjes tijdens het boren van de schroefgaten op hun plaats gehouden. Er wordt geboord met een spiraalboor, waarbij de diameter afhankelijk is van de te plaatsen schroeven. Hierna worden de schroeven ingebracht. Afhankelijk van de doorsnede van de osteosyntheseplaatjes wordt er geboord met een 1,5 of 1,0 mm spiraalboor.

Meestal is er sprake van een dubbelzijdige fractuur en worden beide zijden op dezelfde manier behandeld.

Na hemostase wordt de wond gesloten met een atraumatische resorbeerbare USP 3-0 hechting met een naaldvoerder vlg. Hegar en een chirurgisch pincet vlg. Gillies.

De keeltampon wordt verwijderd en aan de collega's van de anesthesie getoond. Het gezicht wordt schoongemaakt en de lippen worden opnieuw ingesmeerd met vaseline.

Postoperatieve fase
Verbinden

De eventuele neusfractuur zal worden verbonden met een gipskapje.

Tegen de zwelling wordt postoperatief, met behulp van een elastische pleister, een drukverband over de bovenlip aangebracht.

De patiënt krijgt een 'snorretje' voor het bloedverlies uit de neus. Een snorretje is een opgevouwen gaasje dat is vastgeplakt aan het gezicht onder de neus.

Medicatie

Als pijnbestrijding krijgt de patiënt morfinomimetica of NSAID's. Tevens krijgt de patiënt antibiotica volgens schema om een infectie te voorkomen.

Instructies

De patiënt wordt geadviseerd de neus niet te snuiten om drukverschillen tussen neus en mond te vermijden en zo emfyseem van de wang te voorkomen. Ook probeert men zo te voorkomen dat er door de open verbinding tussen mondholte en sinussen speeksel in de sinussen komt. Dat kan namelijk een ontsteking veroorzaken.

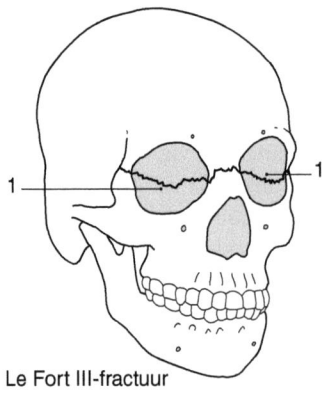

1 Le Fort III-fractuur

Figuur 2.5 Le Fort III-fractuur (1)

Langetermijncomplicaties
Instabiele fractuur.
Osteonecrose.

2.2.4 Le Fort III-fractuur

Specifieke informatie
Bij de Le Fort III-fractuur loopt de fractuur door de neusrug, achtereenvolgens door de mediane orbitawand, de orbitabodem, de laterale orbitarand naar dorsaal achter het corpus zygomaticus naar de fissura pterygopalatina (fig. 2.5). Aan beide zijden is de arcus zygomaticus gefractureerd. De maxilla is met de beide zygomata in het geheel gefractureerd en mobiel. Het hele middengezicht is gedislokeerd.

Symptomen
- gestoorde occlusie: er is alleen contact in de molaarstreek en er is een verticale open beet;
- brilhematoom;
- dubbelzijdige neusbloeding;
- dish-face-dislocatie van het middengezicht naar beneden en naar achteren;
- soms liquorroe;
- fractuur van de arcus zygomaticus;
- ingezakte neusrug;
- eventueel blindheid aan een van de ogen.

De behandelingsmethode is afhankelijk van de hoeveelheid botfragmenten en van de vraag of er sprake is van een dentate of edentate patiënt.
  Bij een edentate patiënt wordt bij een fractuur met weinig dislocatie de prothese uit gelaten en wordt deze, nadat de fractuur is genezen, indien nodig aangepast. Bij duidelijke dislocatie vinden repositie en fixatie met mini-osteosyntheseplaat en -schroeven en/of titanium mesh via een coronale benadering plaats.

2.2 · Operaties

Bij dentate patiënten is het van belang de occlusie en eventuele esthetische afwijkingen te herstellen. Repositie en fixatie vinden bij voorkeur plaats via een coronale incisie en een incisie in de omslagplooi van de bovenkaak. Hierbij wordt er een vizierlap gemaakt, waarbij de incisie op de schedel op de behaarde hoofdhuid wordt gemaakt en de huid en weke delen worden ondermijnd totdat de fractuur is bereikt. Deze incisie loopt van oor tot oor omdat meestal ook de beide arcus zygomaticus à vue moeten worden gebracht.

Operatiegebied voorbereiden De verschillende ziekenhuizen hebben verschillende manieren om het operatiegebied voor te bereiden. We beschrijven één methode. De haren van de patiënt worden gewassen met Betadine®-zeep. Hierna wordt met behulp van een kam een scheiding getrokken op de plaats van de incisie. Het aanwezige haar wordt met Betadine®-zalf of haargel of vlechtjes buiten het operatiegebied gehouden. Soms wordt een reepje van 1 cm breed van de behaarde hoofdhuid geschoren met behulp van een een tondeuse.

Hierna worden de behaarde hoofdhuid en het volledige gezicht afgedekt, waarbij de oren zichtbaar blijven. Tevens wordt er een deppertje in beide oren geplaatst om te voorkomen dat er bloed in het oor komt. Bloed in het oor geeft postoperatief pijn en een verminderd gehoor.

Soms wordt er gekozen voor IMF. Door het plaatsen van een IMF kan de patiënt zijn mond niet openen en zal er altijd een metaaldraadknipschaar zichtbaar bij de patiënt in de buurt moeten zijn. Bij calamiteiten, in het bijzonder bij dreigende aspiratie, stridor of een noodzakelijke herintubatie, kan dan de intermaxillaire fixatie worden doorgeknipt. Het feit dat de patiënt zijn mond niet kan openen, is voor hem erg belastend. De metaaldraadknipschaar blijft zichtbaar bij de patiënt totdat de IMF-draden zijn verwijderd.

operatie-indicatie	Le Fort III-fractuur
doel van de operatie	het herstellen van de occlusie, de functie en de anatomische stand

Preoperatieve fase
Apparatuur
- boormotor

Specifieke benodigdheden
- botinstrumentarium
- boorsetje met diverse boortjes
- net met mini- en micro-osteosyntheseplaten en mini- en micro-osteosyntheseschroeven, of titanium mesh
- spalken en rvs-draad of botschroeven
- elektrische boor met spoelmogelijkheid op het handvat
- lokaal anestheticum met adrenaline

Extra benodigdheden bij een coronale benadering:
- jodiumzalf
- jodiumzeep
- chirurgische nietjes of huidhechting
- deppertjes voor in de oren
- elastiekjes
- haargel
- kam

- raneycliptangen en raneyclips of agrafen
- steriele watten
- wonddrain met bijbehorend opvangsysteem
- zwachtel

Peroperatieve fase
Aanbrengen intermaxillaire fixatie

Na het inbrengen van de mondspreider vlg. Denhart, de wanghaak vlg. Sternberg en de gebogen tongspatel vlg. McIvor wordt de mondholte geïnspecteerd en kan er worden begonnen met het aanbrengen van de bovenspalk. De spalk wordt met behulp van 0,4 en 0,5 mm draden aan de gebitselementen gefixeerd. De draden worden aangegeven op een arterieklem vlg. Crile. Nadat deze om het element en de spalk heen zijn gestoken, worden de draden op hun plaats gehouden door een tamponstopper vlg. Luniatschek. De uiteinden worden met een draadspantang vlg. Pean om elkaar heen gedraaid (twijnen). Van de getwijnde draad wordt het uiteinde afgeknipt met een metaaldraadknipschaar en omgebogen met een buigtang vlg. Goslee.

Als de spalk in de bovenkaak is ingebonden, wordt de onderspalk op dezelfde wijze aangebracht.

Zodra de spalken aan de boven- en onderkaak zijn bevestigd en de juiste occlusie is bereikt, worden de kaken op elkaar vastgezet met lusvormige draden met een draadspantang vlg. Pean en een tamponstopper vlg. Luniatschek.

Indien de patiënt een keeltampon heeft, moet deze vóór het op elkaar vastzetten van de kaken zodanig worden verplaatst dat deze na het aanbrengen van de intermaxillaire fixatie kan worden verwijderd.

Repositie en fixatie met behulp van mini-osteosyntheseplaten en -schroeven

Na het inbrengen van de mondspreider vlg. Denhart, de wanghaak vlg. Sternberg en de gebogen tongspatel vlg. McIvor wordt de mondholte geïnspecteerd. Na inspectie van de mondholte worden de mondspreider, de wanghaak en de tongspatel uit de mond gehaald en worden er twee haken vlg. Langenbeck achter de bovenlip geplaatst.

De incisieplaats wordt geïnfiltreerd met een lokaal anestheticum met adrenaline. Met een mesje 10 wordt een incisie gemaakt in de buccale omslagplooi van de bovenkaak. Indien nodig vindt er hemostase plaats met diathermie en een chirurgisch pincet vlg. Gillies.

Met een rasparartorium vlg. Freer of Williger wordt het mucoperiost afgeschoven en de processus zygomaticoalveolaris vrijgelegd. Met een mesje 15 wordt een steekincisie caudaal van het os zygomaticum gemaakt. De eentands-beenhaak wordt ingebracht en door middel van tractie wordt de fractuur gereponeerd.

Hierna wordt de fractuur gefixeerd met mini-osteosyntheseplaatjes en -schroeven. De uitgekozen osteosyntheseplaatjes worden in de juiste vorm gebogen met een platbekplaatbuigtang vlg. Goslee en een driepunts-plaatbuigtangetje. Als er gebruikt wordt gemaakt van titanium mesh, wordt er met een metaaldraadknipschaar de juiste plaat geknipt. Ook dit plaatje wordt in de juiste vorm gebogen. De osteosyntheseplaatjes worden bij voorkeur loodrecht op de fractuur geplaatst.

Met behulp van een tamponstopper vlg. Luniatschek of een plaathouder vlg. Lindorf worden de plaatjes tijdens het boren van de schroefgaten op hun plaats gehouden. Er wordt geboord met een spiraalboor, waarbij de diameter afhankelijk is van de te plaatsen schroeven. Hierna worden de schroeven ingebracht.

Meestal is er sprake van een dubbelzijdige fractuur en worden beide zijden behandeld. Er vindt hemostase plaats en de wond wordt gesloten met een resorbeerbare atraumatische USP 3-0 hechting met een naaldvoerder vlg. Hegar en een chirurgisch pincet vlg. Gillies.

De keeltampon wordt verwijderd en aan de collega's van de anesthesie getoond. Het gezicht wordt schoongemaakt en de lippen worden opnieuw ingesmeerd met vaseline.

Procedure bij een coronale benadering

De incisieplaats wordt geïnfiltreerd met een lokaal anestheticum met adrenaline. Met een mesje 10 wordt een coronale incisie gemaakt, die supra-auriculair rechts zaagtandvormig begint, boven op het hoofd recht wordt doorgezet, om vervolgens weer supra-auriculair links zaagtandvormig te eindigen. Er wordt om esthetische redenen voor deze incisie gekozen: deze incisievorm is postoperatief vooral bij nat haar minder zichtbaar dan een rechte incisie.

Er wordt een incisie gemaakt in de huid en de subcutis. De bloedingen van de huidlap worden door het plaatsen van raneyclips of een gaas met agrafen op de wondranden gestelpt.

De huidlap wordt tot de margo supraorbitalis ondermijnd met behulp van een rasparatorium vlg. Freer, Williger of Faraboeuf. Enkele centimeters boven de margo supraorbitalis wordt het periost geïncideerd en vervolgens subperiostaal naar de orbita afgeschoven met een rasparatorium vlg. Freer of Williger, waarbij de beide nervi orbitales superiores worden ontzien en soms uit hun kanaal worden geprepareerd met botinstrumentarium.

De fracturen op de neusrug, de laterale orbitale wanden en de arcus zygomaticus kunnen à vue worden gebracht. Deze worden gereponeerd en gefixeerd met behulp van micro-osteosyntheseplaten en -schroeven. De gekozen micro-osteosyntheseplaat wordt in de juiste vorm gebogen met een platbek-plaatbuigtang vlg. Goslee en een driepunts-plaatbuigtangetje. De plaatjes worden bij voorkeur dwars op de fractuur geplaatst.

Met behulp van een tamponstopper vlg. Luniatschek of een plaathouder vlg. Lindorf wordt het plaatje tijdens het boren van de schroefgaten gefixeerd. Er wordt geboord met een spiraalboor. Hierbij is de diameter van de boor afhankelijk van de te gebruiken platen en schroeven. Hierna worden de schroeven ingebracht.

De raneyclips of het gaas met de agrafen worden verwijderd en indien nodig volgt hemostase. Vervolgens wordt de wonddrain (meestal een platte drain, met een passieve werking) geplaatst. De wond wordt in lagen gesloten met atraumatische resorbeerbare USP 3-0 hechting met een naaldvoerder vlg. Hegar en een chirurgisch pincet vlg. Gillies. De huid wordt met chirurgische nietjes of een atraumatische huidhechting gesloten.

De wond en de haren worden schoongemaakt en de deppertjes worden uit de oren verwijderd.

Postoperatieve fase
Aanvullende informatie

Afhankelijk van de algemene toestand van de patiënt is een verblijf op de medium care of de intensive care noodzakelijk.

Verbinden

Bij een coronale benadering krijgt de patiënt gedurende 48 uur een drukkend hoofdverband.

Medicatie

De pijn wordt bestreden met morfinomimetica of NSAID's.
De patiënt krijgt antibiotica volgens schema.

Kortetermijncomplicaties
Pijn door bloed in het oor.
Gehoorverlies door bloed in het oor.

Langetermijncomplicaties
Instabiele fractuur.
Osteonecrose.
Beschadiging nervus supraorbitalis.

2.2.5 Bimaxillaire fractuur

Specifieke informatie
Een bimaxillaire fractuur bestaat uit een combinatie van een mandibulafractuur en een maxillafractuur.

Er wordt vooraf een behandelplan gemaakt. Ook hierbij is de occlusie van belang, maar is niet maatgevend voor de behandeling omdat deze onbetrouwbaar is geworden. Het kan nodig zijn om een open reductie en fixatie van het kaakkopje te verrichten om zo de verticale dimensie van de mandibula te herstellen.

Eventueel is een coronale benadering met een viziersnede noodzakelijk als er een hoge Le Fort III- of een maxillafractuur aanwezig is.

Procedure bij een coronale benadering
In sommige ziekenhuizen zal deze procedure samen met een neurochirurg worden uitgevoerd.

Indien voor deze benadering wordt gekozen, zal een aantal voorzorgsmaatregelen moeten worden genomen. Zie de specifieke informatie bij de Le Fort III-fractuur in ▶par. 2.2.4.

Als er aanwijzingen zijn voor fracturen van de schedel of bijvoorbeeld liquorlekkage, zal de behandeling in samenspraak met de neurochirurg geschieden. Bij fracturen van het neusskelet wordt eventueel samengewerkt met een KNO-arts. Bij letsels van de orbita is de oogarts vaak betrokken.

operatie-indicatie	fractuur van de mandibula en de maxilla
doel van de operatie	het verkrijgen van een anatomische stand door middel van repositie. Het opheffen van de occlusiestoornis en herstel van de contouren van het aangezicht

Preoperatieve fase
Apparatuur
– boormotor

Specifieke benodigdheden
– botinstrumentarium
– naald vlg. Obwegeser of naald vlg. Kelsey Fry
– boorsetje met diverse boortjes
– net met mini- en micro-osteosyntheseplaten en mini- en micro-osteosyntheseschroeven, of titanium mesh
– spalken en rvs-draad of botschroeven

2.2 · Operaties

- elektrische boor met spoelmogelijkheid op het handvat
- lokaal anestheticum met adrenaline

Extra benodigdheden bij een coronale benadering:
- jodiumzalf
- jodiumzeep
- chirurgische nietjes of huidhechting
- deppertjes voor in de oren
- elastiekjes
- haargel
- kam
- raneycliptangen en raneyclips of agrafen
- steriele watten
- wonddrain met bijbehorend opvangsysteem
- zwachtel

Peroperatieve fase
Zie Le Fort I t/m III-fractuur en mandibulafractuur.

Postoperatieve fase
Aanvullende informatie
Afhankelijk van de algemene toestand van de patiënt is een verblijf op de medium care of de intensive care noodzakelijk.

Verbinden
Bij een coronale benadering krijgt de patiënt gedurende 48 uur een drukkend hoofdverband.

Medicatie
De pijn wordt bestreden met morfinomimetica of NSAID's.
De patiënt krijgt antibiotica volgens schema.

Kortetermijncomplicaties
Pijn door bloed in het oor.
Gehoorverlies door bloed in het oor.

Langetermijncomplicatie
Instabiele fractuur.

2.2.6 Zygomafractuur

Specifieke informatie
Een zygomafractuur (◘fig. 2.6) wordt gekenmerkt door vier fractuurplaatsen:
1. de margo infraorbitalis;
2. de crista zygomaticoalveolaris;
3. de laterale orbitawand;
4. de arcus zygomaticus.

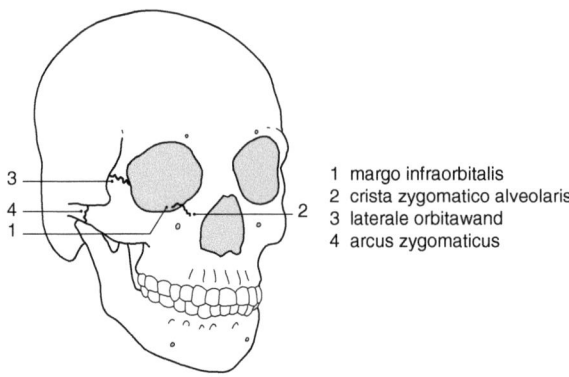

Figuur 2.6 Zygomafracturen. **1** Margo infraorbitalis. **2** Crista zygomaticoalveolaris. **3** Laterale orbitawand. **4** Arcus zygomaticus

De orbitabodem wordt deels gevormd door het os zygomaticum. Bij een zygomafractuur wordt daardoor altijd een orbitabodemfractuur waargenomen.

Symptomen
- afvlakking van de wangcontour;
- periorbitaal hematoom, met name van het onderste ooglid door bloeding als gevolg van fracturen in de orbitabodem en de margo infraorbitalis;
- sensibiliteitsstoornis in de huid van de wang, de liphelft, de neusvleugel en het tandvlees van de bovenkaak aan de aangedane zijde, door inklemming van de nervus infraorbitalis;
- beperkte beweging van de onderkaak door inklemming van de processus coronoideus;
- visusstoornissen door bloedingen in de orbita;
- laagstand van de bulbus occuli wanneer er een forse verplaatsing van het os zygomaticum is opgetreden met verplaatsing van de orbitabodem, een zogenoemde blow-out-fractuur; er is dan sprake van verbrijzeling van de orbitabodem;
- beperkte oogbewegingen, door inklemming van een oogspier, meestal de musculus rectus inferior of musculus obliquus inferior;
- enkelzijdige neusbloeding.

operatie-indicaties   fractuur van het zygoma
　　　　　　　　　　 esthetische redenen
doel van de operatie   door middel van repositie en fixatie de anatomische stand herstellen

Preoperatieve fase
Apparatuur
- boormotor

Specifieke benodigdheden
- net met mini-osteosyntheseplaten en -schroeven
- grote eentands-beenhaak
- chirurgisch pincet vlg. Adson
- elektrische boor met spoelmogelijkheid op het handvat
- eventueel een lokaal anestheticum met adrenaline

Peroperatieve fase

Eventueel wordt de incisieplaats in de wenkbrauw geïnfiltreerd met een lokaal anestheticum met adrenaline, waarna de huid, de subcutis en de spierlaag worden doorgenomen met een mesje 15. Het periost wordt met behulp van een rasparatorium vlg. Freer of Williger afgeschoven en de fractuur wordt in de laterale orbitarand à vue gebracht. Hierna wordt er een steekincisie gemaakt in de wang vlak onder de zygomaonderrand, met een nieuw mesje 15. Door een grote scherpe eentands-beenhaak onder de zygomarand te plaatsen en het zygoma op te trekken wordt de fractuur gereponeerd.

De repositie wordt gecontroleerd door palpatie, zowel ter hoogte van de fractuur zelf als intraoraal. Degene die intraoraal heeft gepalpeerd, trekt hierna schone handschoenen aan om contaminatie van de wond in de wenkbrauw met mondflora te voorkomen.

Na de repositie wordt de fractuur gefixeerd met een osteosyntheseplaatje. Dit wordt met een platbek-plaatbuigtang vlg. Goslee en een driepunts-plaatbuigtang in de juiste vorm gebogen. Het plaatje wordt dwars over de fractuur geplaatst en gefixeerd met een plaathouder vlg. Lindorf. Er wordt geboord met een spiraalboor. Hierbij is de diameter van de boor afhankelijk van de te plaatsen schroeven. Hierna worden mini- of micro-osteosyntheseschroeven ingebracht. Een enkele maal wordt, bij een goede, stabiele repositie, fixatie achterwege gelaten.

Tijdens het reponeren van een orbitabodem of zygomafractuur kan er oogspierweefsel van de musculus rectus inferior beklemd raken in de fractuurlijn. Dit geeft een gestoorde oogbolbeweging. Om dit te controleren wordt er een forced duction-test gedaan, waarbij met een chirurgisch pincet vlg. Adson de spieraanhechting van de oogbol wordt opgepakt en de heffingsbeweging van het oog wordt gecontroleerd. Mocht deze test gestoord zijn, dan kan dit een reden zijn om de orbitabodem te inspecteren en waar nodig het ingeklemde weefsel vrij te maken.

Na hemostase wordt de subcutis in de wenkbrauw met een atraumatische resorbeerbare USP 3-0 hechting gesloten met een naaldvoerder vlg. Hegar en een chirurgisch pincet vlg. Gillies. De huidincisies worden gesloten met een atraumatische resorbeerbare USP 5-0 hechting met een naaldvoerder vlg. Hegar en een chirurgisch pincet vlg. Gillies.

'Onbloedige' repositie

Soms is het voldoende de fractuur met behulp van een eentands-beenhaak te reponeren.

Er wordt een steekincisie gemaakt in de wang vlak onder de zygomaonderrand, met een mesje 15. Door een grote scherpe eentands-beenhaak onder de zygomarand te plaatsen en het zygoma op te trekken wordt de fractuur gereponeerd. Het is dan niet nodig de fractuur te fixeren.

Na de repositie wordt de steekincisie op de wang gesloten met een atraumatische USP 5-0 hechting met een naaldvoerder vlg. Hegar en een chirurgisch pincet vlg. Gillies.

Ook hier wordt een forced duction-test gedaan.

Postoperatieve fase
Verbinden

Het gezicht van de patiënt wordt schoongemaakt en de incisies worden verbonden met hechtstrips of verbandspray.

Aanvullende informatie

Hierna wordt er op de wang van de geopereerde zijde een pleister geplakt met daarop de tekst: 'Niet op deze zijde leggen'. Dit als extra herinnering voor de verpleegkundigen op de afdeling, want liggen op de aangedane zijde kan dislocatie van de gereponeerde fractuur tot gevolg hebben.

Instructies

De patiënt wordt geadviseerd om de neus niet te snuiten en drukverschillen tussen neus en mond te vermijden om zo emfyseem van de wang te voorkomen.

De patiënt wordt aangemoedigd om de oogbolbewegingen veel te oefenen.

Kortetermijncomplicatie

Dislocatie door op de geopereerde zijde te gaan liggen of hier tegenaan te stoten.

Langetermijncomplicaties

Dislocatie door op de geopereerde zijde te gaan liggen of hier tegenaan te stoten.
Osteonecrose.
Sensibiliteitsstoornis.

2.2.7 Arcus zygomaticus-fractuur

Specifieke informatie

Een fractuur van de arcus zygomaticus komt niet vaak geïsoleerd voor, maar meestal in combinatie met een corpus zygomaticus-fractuur. De oorzaak is een van lateraal komend geweld. Dat kan zijn door een ongeluk, maar ook door bijvoorbeeld een, al dan niet expres gegeven, harde klap of stomp.

Symptomen

- kort posttraumatisch is er een indeuking zichtbaar ter plaatse van de fractuur; deze verdwijnt na korte tijd door het ontstaan van oedeem en hematoom;
- bewegingsbeperking van de mandibula door inklemming van de processus muscularis van de mandibula;
- trismus;
- pijn bij laterale bewegingen naar de aangedane kant.

Het niet-behandelen van een arcus zygomaticus-fractuur kan leiden tot een zichtbare deuk aan de zijkant van de wangkoon en tot een extra-articulaire ankylose, een verstijving buiten het gewricht, door vergroeiing van de arcus zygomaticus met de processus coronoideus.

De fractuur kan zowel intra- als extraoraal worden benaderd.

operatie-indicaties	fractuur van de arcus zygomaticus
	esthetische redenen
	voorkoming van het ontstaan van een extra-articulaire ankylose
doel van de operatie	door middel van repositie de anatomische stand herstellen

Preoperatieve fase
Specifieke benodigdheid

- zygoma-elevatorium vlg. Rowe
- lokaal anestheticum met adrenaline

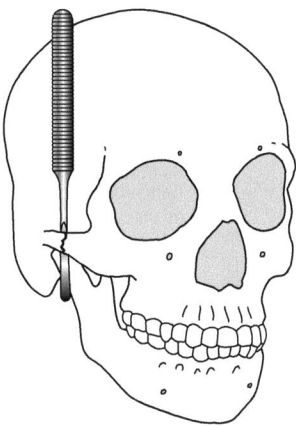

☐ Figuur 2.7 Elevatie van arcus zygomaticus-fractuur met behulp van een rasparatorium vlg. Williger

Peroperatieve fase
Extraorale benadering

Er wordt een incisie gemaakt in de temporaal streek, de Gillies-benadering, met een mesje 15, in de huid en het temporale fascieblad.

Vervolgens wordt met een rasparatorium vlg. Williger de arcus zygomaticus vrijgeprepareerd. Hierna wordt er een zygoma-elevatorium vlg. Rowe ingebracht en wordt de arcus opgetild en weer in de anatomische stand gebracht. Het hoofd van de patiënt wordt ondertussen gefixeerd door de assistent. De elevatie kan ook met een rasparatorium vlg. Williger worden uitgevoerd (☐fig. 2.7).

Fixatie van de arcus is met deze benadering niet mogelijk. Na hemostase wordt de incisie gesloten met een niet-resorbeerbare atraumatische USP 5-0 hechting met een naaldvoerder vlg. Hegar en een chirurgisch pincet vlg. Gillies.

De keeltampon wordt verwijderd en aan de collega's van de anesthesie getoond.

Intraorale benadering

Na het plaatsen van twee haken vlg. Langebeck wordt de mucosa van de omslagplooi geïnfiltreerd met een lokaal anestheticum met adrenaline. Er wordt een incisie gemaakt met een mesje 15 in de buccale omslagplooi van de bovenkaak. Het mucoperiost wordt lateraal afgeschoven met een rasparatorium vlg. Freer of Williger. Vervolgens kan met het rasparatorium de arcus van mediaal naar lateraal worden gereponeerd.

Ook nu wordt de repositie niet gefixeerd. Na hemostase wordt de wond gesloten met een resorbeerbare atraumatische USP 3-0 hechting met een naaldvoerder vlg. Hegar en een chirurgisch pincet vlg. Gillies.

De keeltampon wordt verwijderd en aan de collega's van de anesthesie getoond. Het gezicht wordt schoongemaakt en de lippen worden opnieuw ingesmeerd met vaseline.

Postoperatieve fase
Verbinden

Het gezicht van de patiënt wordt schoongemaakt en de incisies worden verbonden met hechtstrips of verbandspray.

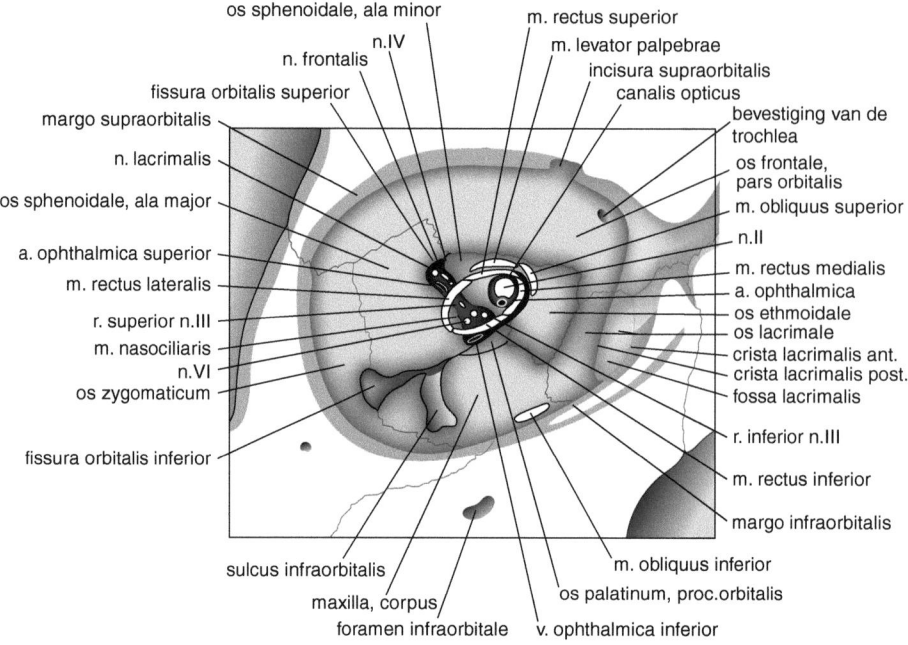

• Figuur 2.8   Anatomie van de orbita

Aanvullende informatie

Hierna wordt er op de wang van de geopereerde zijde een pleister geplakt met daarop de tekst: 'Niet op deze zijde leggen'. Dit als extra herinnering voor de verpleegkundigen op de afdeling, want liggen op de aangedane zijde kan dislocatie van de gereponeerde fractuur tot gevolg hebben.

Kortetermijncomplicatie

Dislocatie van de fractuurdelen.

Langetermijncomplicaties

Infectie.
Dislocatie.
Extra-articulaire ankylose.

2.2.8 Orbitawandfractuur

Specifieke informatie

Het betreft een fractuur van de orbitawand en/of orbitabodem, vaak met verplaatsing van een deel van de orbita-inhoud (•fig. 2.8 en 2.9) in de sinus maxillaris, het ethmoïd of de sinus frontalis. De fractuur ontstaat veelal doordat een stomp voorwerp de orbita recht van voren raakt en wordt wel een blow-out-fractuur genoemd (•fig. 2.10).

2.2 · Operaties

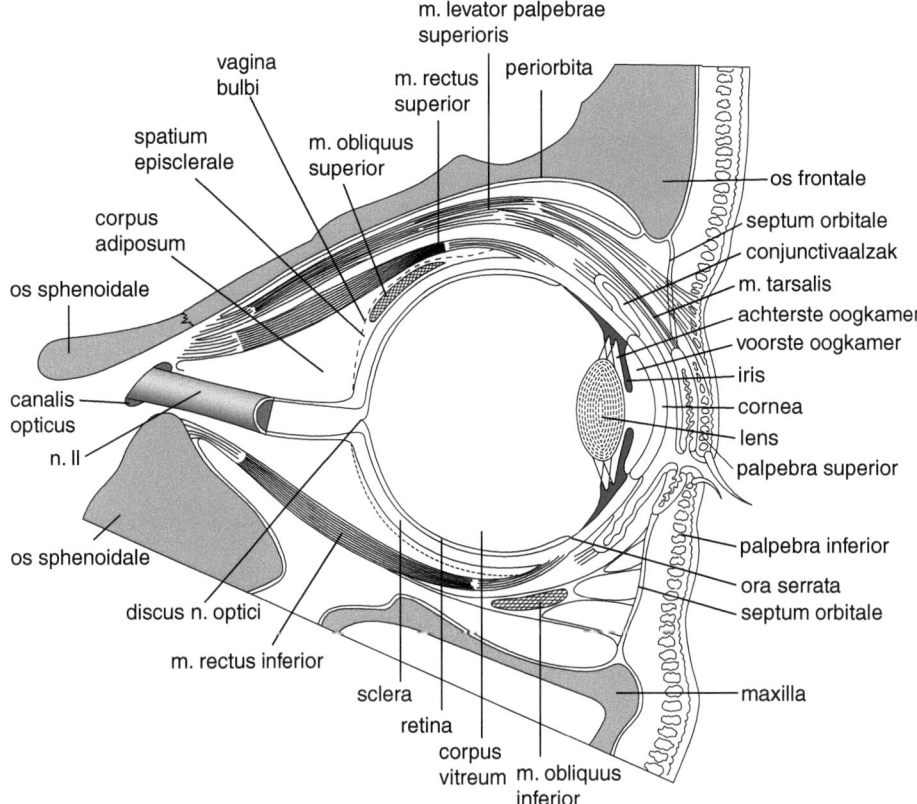

☐ **Figuur 2.9** Sagittale doorsnede van de orbita

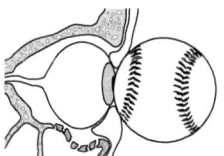

☐ **Figuur 2.10** Blow-out-fractuur

Symptomen
- eventuele beperkte oogbewegingen, door inklemming van een oogspier, meestal de musculus rectus inferior;
- eventuele visusstoornissen door een veranderde stand van de oogbol;
- hematoom van het oog, met name van het ooglid of beide oogleden, door bloeding als gevolg van fracturen in de orbitabodem en de margo infraorbitalis;
- sensibiliteitsstoornis in de wang en bovenste liphelft, door inklemming van de nervus infraorbitalis.

Bij een fractuur van de orbitabodem met veel verplaatsing van de orbita-inhoud in de sinus maxillaris kan soms duidelijk een laagstand van het oog worden waargenomen.

Bij deze fractuur wordt een oogarts in consult geroepen ter beoordeling van enophthalmus (het terugzakken van de oogbol in de oogholte) en eventuele bewegingsbeperking. Tevens beoordeelt de oorarts of er sprake is van een bulbusletsel.

operatie-indicaties	fractuur van de orbitawand
	esthetische redenen
	retrobulbaire bloeding: dit is een spoedindicatie
doel van de operatie	door middel van reconstructie herstellen van de anatomische stand

Preoperatieve fase
Apparatuur
— boormotor

Specifieke benodigdheden
— net met mini- en micro-osteosyntheseplaten en mini- en micro-osteosyntheseschroeven
— titanium mesh
— chirurgisch pincet vlg. Adson
— elektrische boor met spoelmogelijkheid op het handvat
— zo nodig een orbita-implantaat

Peroperatieve fase
Er zijn verschillende manieren om de orbitabodem te reponeren en te reconstrueren. Meestal gebeurt dit via het onderste ooglid. Er kan worden gekozen voor een benadering via de huid of via de conjunctiva.

Bij de conjuctivale benadering wordt er met een mesje 15 en een chirurgisch pincet vlg. Adson een transconjuctivale incisie gemaakt. De incisie komt op deze manier aan de binnenzijde van het ooglid te liggen. Dit is postoperatief de minst zichtbare incisie, maar geeft een beperkte toegang tot de orbitabodem en mediale orbitawand. De orbitawand wordt geïnspecteerd en de eventueel beklemde orbita-inhoud wordt vrijgemaakt. Hierna wordt de orbitawand zo goed mogelijk in de anatomische stand gereponeerd. Vrijwel altijd zal hierbij reconstructiemateriaal noodzakelijk zijn, bijvoorbeeld een titanium mesh of een bottransplantaat van de schedel of crista iliaca. Het implantaat wordt met micro-osteosyntheseschroeven gefixeerd. Er wordt geboord met een spiraalboor. Hierbij is de diameter van de boor afhankelijk van de te plaatsen schroeven. Hierna worden micro-osteosyntheseschroeven ingebracht.

Tijdens het reponeren van een orbitabodem of zygomafractuur kan er oogspierweefsel van de musculus rectus inferior beklemd raken in de fractuurlijn. Dit geeft een gestoorde oogbolbeweging. Om dit te controleren wordt er een forced duction-test gedaan, waarbij met een chirurgisch pincet vlg. Adson de spieraanhechting van de oogbol wordt opgepakt en de heffingsbeweging van het oog wordt gecontroleerd. Mocht deze test gestoord zijn, dan kan dit een reden zijn om de orbitabodem te inspecteren en waar nodig het ingeklemde weefsel vrij te maken.

Na hemostase wordt de incisie gesloten met een atraumatische resorbeerbare USP 5-0 hechting met een naaldvoerder vlg. Hegar en een chirurgisch pincet vlg. Adson.

Postoperatieve fase
Instructies
De patiënt wordt geadviseerd de neus niet te snuiten en drukverschillen tussen neus en mond te vermijden en zo emfyseem van de wang te voorkomen.

De patiënt wordt aangemoedigd om de oogbolbewegingen veel te oefenen.

Kortetermijncomplicatie
Visusstoornissen.

Langetermijncomplicaties
Osteonecrose.
Visusstoornissen.

Kaakstandcorrecties

3.1 Inleiding – 52
3.1.1 Preoperatief onderzoek – 53
3.1.2 Behandelingen – 55
3.1.3 Postoperatief – 56

3.2 Operaties – 57
3.2.1 Kinplastiek – 57
3.2.2 Intraorale verticale ramus-osteotomie/verticale ramus-osteotomie – 59
3.2.3 Bilaterale sagittale splijtingsosteotomie/sagittale splijtingsosteotomie – 61
3.2.4 Le Fort I-osteotomie – 63
3.2.5 Zygomaosteotomie – 66
3.2.6 Plaatsen van een transmandibulaire distractor (TMD) – 69
3.2.7 Plaatsen van een transpalatinale distractor (TPD) – 71
3.2.8 Plaatsen van een distractor op corpus en ramus mandibula – 73

© Bohn Stafleu van Loghum is een imprint van Springer Media B.V., onderdeel van Springer Nature 2018
A. Schuurkamp en A. Detmar-van der Meulen, *Mond-, kaak- en aangezichtschirurgie*, Operatieve zorg en technieken, https://doi.org/10.1007/978-90-368-2109-4_3

3.1 Inleiding

Een afwijkende stand van de kaken en/of het gebit, een dentofaciale afwijking (◘fig. 3.1a, b en c), kan aanleiding geven tot de volgende klachten: pijn in de kaken en het kaakgewricht en pijn en problemen bij praten en kauwen. Ook kan er beschadiging van het parodontium optreden. Een diepe beet (de ondertanden vallen bij occlusie achter de boventanden) kan het parodontium zelfs zo erg beschadigen dat de incisieven los gaan zitten (◘fig. 3.1d). Bovendien zijn er vaak esthetische klachten.

Correctie van de kaakstandafwijking kan onder andere door middel van orthodontie. Wanneer er met orthodontie alleen onvoldoende correctie kan worden verkregen, is het in principe mogelijk de gewenste correctie te verkrijgen door het uitvoeren van een osteotomie van de kaak. Deze vorm van mond-, kaak- en aangezichtschirurgie wordt ook wel operatieve kaakorthopedie genoemd. Het type osteotomie en de te gebruiken methode zijn afhankelijk van de te verhelpen afwijking.

De meest voorkomende osteotomieën voor de mandibula zijn de sagittale splijtings(split)osteotomie en de verticale ramus-osteotomie. Voor de maxilla is dat de Le Fort I-osteotomie. Ook wordt er regelmatig een kinplastiek verricht, eventueel in combinatie met een van de genoemde osteotomieën. In sommige gevallen, zeker wanneer de te overbruggen afstand groter wordt, wordt er wel distractieosteogenese toegepast.

Contra-indicaties voor een osteotomie hebben meestal betrekking op de leeftijd, de algehele lichamelijke conditie of de psychische status van de patiënt. Wat betreft de leeftijd: het wordt afgeraden te opereren wanneer de patiënt nog niet is uitgegroeid omdat het vroegtijdig opereren de kans op een recidief vergroot. De grens is 18 jaar. Een uitzondering is de mandibulaire retrognatie, waarvoor al op ongeveer 15-jarige leeftijd kan worden geopereerd omdat daarbij de kans op recidief een stuk kleiner is.

Om een optimaal resultaat te verkrijgen is een intensieve samenwerking met een aantal disciplines noodzakelijk, zoals met de orthodontist, de psycholoog en de mondhygiënist.

- **De orthodontist**

De orthodontist zal de gebitselementen door middel van een beugel op de juiste plaats 'zetten' en de patiënt verwijzen naar de kaakchirurg. Vlak voor de operatie zal hij de speciale haakjes aanbrengen op de elementen van de onder- en de bovenkaak. Deze haakjes worden gebruikt voor een eventuele IMF of voor orthodontische elastiekjes. Nadat de osteotomie is uitgevoerd, zal hij met een beugel een optimale occlusie proberen te bereiken.

- **De psycholoog**

Sommige patiënten hebben, voordat tot een behandeling wordt overgegaan, een gesprek met een psycholoog. Het hebben van een kaakafwijking kan een aantal bijzondere psychologische aspecten met zich meebrengen. Een patiënt kan de 'afwijking' bijvoorbeeld op verschillende manieren camoufleren. Dit gaat van het verleggen van de aandacht naar de ogen, door het gebruik van (veel) make-up, tot het 'aanpassen' van het gedrag. Wanneer de afwijking wordt weggenomen, wordt ook de oorzaak van of de reden voor het tot dan toe vertoonde gedrag weggenomen. Dit kan leiden tot problemen met zichzelf, met relaties en op het werk.

Ook het verwachtingspatroon van de patiënt speelt een belangrijke rol. De patiënt kan reële of te hooggespannen verwachtingen hebben. De vraag is dan of het behandelingsresultaat aan de verwachtingen zal voldoen en wat de beleving van de patiënt van het resultaat

3.1 · Inleiding

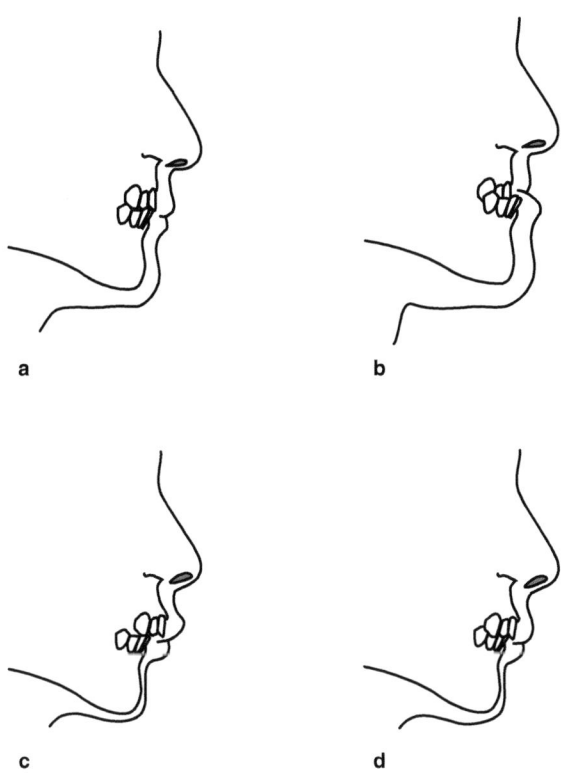

Figuur 3.1 a Normale beet. b Omgekeerde beet. c Overbeet. d Diepe beet

zal zijn. Het is dus belangrijk de patiënt goed voor te lichten over wat hem te wachten staat, wat hij kan en mag verwachten en de patiënt psychologisch 'door te lichten' om zo de verwachtingen boven tafel te krijgen. Het kan nodig zijn de psychologische 'aandoening' eerst te behandelen alvorens een osteotomie uit te voeren. Soms is het zelfs verstandig af te zien van chirurgisch ingrijpen.

- **De mondhygiënist**

De mondhygiënist zorgt ervoor dat het gebit postoperatief zo goed mogelijk wordt schoongehouden en in goede conditie blijft.

3.1.1 Preoperatief onderzoek

Om vast te stellen of en hoe een patiënt kan worden behandeld, zijn een goede anamnese en een gedegen lichamelijk, klinisch en röntgenologisch onderzoek noodzakelijk.

De indicatie wordt meestal al in een vroeg stadium in samenwerking met de orthodontist gesteld.

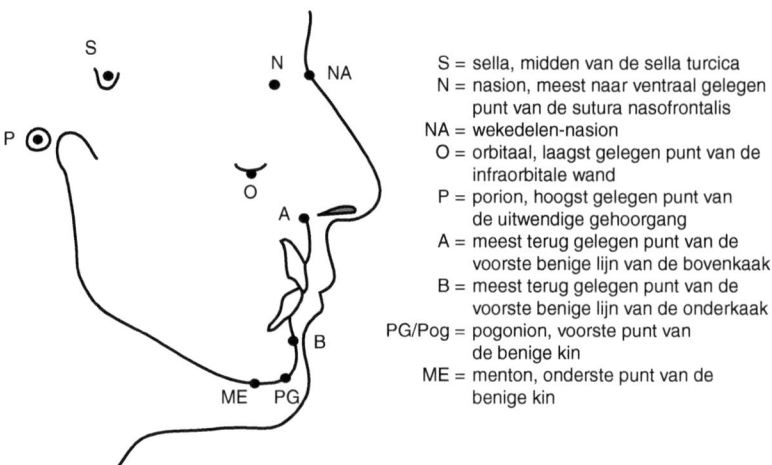

Figuur 3.2 Markeringspunten voor skeletale analyse

Klinisch onderzoek

Het klinisch onderzoek bestaat uit het kijken naar de patiënt, zowel in rust als tijdens spreken, eten, lachen, enzovoort. Men bekijkt de patiënt zowel 'en face' als 'en profil'. Men kijkt onder andere naar:
- de neus-liphoek;
- de kin-halsovergang;
- het zichtbaar zijn van de boventanden en het tandvlees;
- het passief en actief sluiten van de mond;
- de aanwezigheid van asymmetrieën.

Röntgenologisch onderzoek

Op een orthopantomogram (OPT) zijn beide kaken volledig te zien.

Op een röntgenschedelprofiel (RSP) wordt het gezicht vanaf de zijkant in rustpositie met de kiezen op elkaar gefotografeerd. Dit geeft belangrijke informatie over de relatie tussen de kaken onderling, over de relatie tussen de kaken en de rest van de schedel en over de positie van de gebitselementen. Om de afwijking objectief vast te stellen is het nodig de verschillende onderzoeken te analyseren. Zo wordt de RSP gebruikt voor de skeletale analyse en voor een wekedelenprofiel.

Skeletale analyse Voor een skeletale analyse wordt op de RSP een doorzichtig stuk papier gelegd. Het profiel wordt overgetrokken en de verschillende schedelmarkeringspunten worden aangegeven (fig. 3.2). Deze markeringspunten worden met elkaar verbonden. De verschillende hoeken tussen deze lijnen worden vergeleken en geven inzicht in de verhoudingen tussen mandibula, maxilla en schedelbasis. Ook kunnen de te maken osteotomielijnen hierop worden aangegeven.

Wekedelenprofiel Bij het wekedelenprofiel wordt een aantal skeletale en wekedelenreferentiepunten aangegeven en met elkaar verbonden. Vervolgens zijn verschillende analyses mogelijk. Bij de analyse vlg. Köle ligt de nadruk op de positie van de bovenlip en bij de analyse vlg. Gonzalez Ulloa ligt de nadruk op de positie van de kin.

Een combinatie van beide methoden is ook mogelijk. Welke analyse ook wordt gebruikt, het doel is de mate van de afwijking vast te stellen en het effect van een osteotomie te bepalen.

Modellen

Gipsmodellen of 3D-modellen worden gemaakt om de huidige occlusie goed te kunnen beoordelen en om de beoogde occlusie na de operatie na te bootsen. Tevens worden deze modellen gebruikt om een wafer te maken. Een wafer is een kunststofplaatje dat, geplaatst tussen de beide kaken, de kaken ten opzichte van elkaar fixeert.

Tijdens de operatie kan de wafer worden gebruikt om de nieuwe stand van de kaken te controleren en ook om de gewenste occlusie te waarborgen tijdens het fixeren van de repositie. Is het gewenste resultaat bereikt en gefixeerd, dan wordt de wafer verwijderd.

3.1.2 Behandelingen

De behandelingen bestaan uit verschillende soorten osteotomieën en distracties, waarvan er hier een aantal kort wordt beschreven.

Osteotomieën

Bilaterale sagittale splijtingsosteotomie (BSSO) Bij de BSSO wordt de onderkaak naar ventraal of dorsaal verplaatst. Er zijn verschillende technieken. De meest gangbare is de techniek vlg. Obwegeser en Dalpont met een modificatie vlg. Hunsuck. De operatie wordt in zijn geheel via de mond uitgevoerd. De schroefjes worden soms via een kleine steekincisie door de wang 'transbuccaal' geplaatst.

Intraorale verticale ramus-osteotomie (IVRO) Het naar dorsaal verplaatsen van de mandibula kan met een sagittale splijtingsosteotomie, maar wordt ook vaak gedaan met een IVRO. Het nadeel ten opzichte van een bilaterale sagittale splijtingsosteotomie is dat er geen fixatie met platen en schroeven mogelijk is, maar alleen met IMF en dit gedurende zes weken. De voordelen zijn echter de grotere beïnvloeding van de onderrand van de mandibula, het met rust laten van de nervus alveolaris en de kortere operatieduur.

Le Fort I-osteotomie Hierbij wordt de bovenkaak in zijn geheel verplaatst, naar caudaal, ventraal of craniaal. De maxilla wordt boven het niveau van de wortels van de gebitselementen doorgenomen. De maxilla is dan mobiel en kan in een andere positie worden gefixeerd met mini-osteosyntheseplaatjes en -schroefjes.

Om een immobilisatie van de verschillende osteotomieën te bereiken wordt gebruikgemaakt van diverse methoden en technieken van osteosynthese en IMF. De volgende materialen kunnen hiervoor worden gebruikt:
- titanium mini-osteosyntheseplaten en -schroefjes;
- spalken en IMF of botschroeven.

Een uitleg over de verschillende osteosynthesematerialen staat in de algemene inleiding van dit boek.

Distracties

Een apart onderdeel binnen de kaakcorrigerende ingrepen is de distractieosteogenese (botvorming). Het principe van de distractie berust op het langzaam uit elkaar trekken van twee botdelen, waardoor nieuwe callus wordt gevormd en het bot wordt verlengd. De distractietechniek is al in 1927 beschreven. Binnen de mond-, kaak- en aangezichtschirurgie wordt de distractie pas sinds de jaren negentig van de vorige eeuw toegepast.

In het kort gaat het verloop van een kaakchirurgische distractie als volgt. Na een osteotomie wordt de distractor op beide osteotomiedelen geplaatst en gefixeerd. Er volgt een rustperiode (latentietijd) van enkele dagen tot een week. Vervolgens wordt de distractor tweemaal daags een halve millimeter uit elkaar gedraaid totdat de gewenste lengte is bereikt. Dit wordt het activeren van de distractor genoemd. De distractor blijft hierna nog enkele weken tot maanden, afhankelijk van de plaats van de distractor, als osteosynthese zitten, zodat het nieuwe bot kan consolideren. Hierna wordt, poliklinisch, de distractor operatief verwijderd.

Voor de verschillende botdelen bestaan er verschillende distractoren en er zijn interne en externe distractoren. Algemeen kan worden gesteld dat de distractiemethode een aantal voordelen heeft ten opzichte van de 'gewone' osteotomieën. De ingreep en de opname zijn korter dan bij de gewone osteotomieën en minder belastend voor de patiënt. De ingreep kan al op jonge leeftijd plaatsvinden. Bovendien kan op een relatief stabiele manier een grote verlenging worden verkregen. Doordat de verlenging zo geleidelijk gaat, zullen ook de weke delen distraheren. Een nadeel is dat de ingebrachte distractieapparatuur met een tweede, poliklinische ingreep moet worden verwijderd.

Niet alle kaakstandafwijkingen komen in aanmerking voor een distractie. Het is bijvoorbeeld niet mogelijk een open beet van de onderkaak door middel van een distractie te corrigeren. De volgende kaakstandafwijkingen kunnen wel met een distractie worden gecorrigeerd:
- ernstige hypoplasie van onder- en bovenkaak;
- occlusiestoornissen;
- botverlies na behandeling van tumoren;
- alveolaire defecten;
- microsomie;
- congenitale faciale syndromen, bijvoorbeeld hemifaciale microsomie.

3.1.3 Postoperatief

Postoperatieve pijnbestrijding na een osteotomie of distractie is meestal mogelijk met bijvoorbeeld een NSAID. De zwelling die optreedt na een osteotomie, wordt, om obstructie van de luchtwegen te voorkomen, direct postoperatief zo veel mogelijk bestreden met corticosteroïden. Desondanks kan de zwelling fors zijn. Aangezien de mondflora een infectie van het bot kan veroorzaken, wordt bij kaakcorrigerende ingrepen profylactisch een breedspectrumantibioticum gegeven.

Aan een patiënt die een correctie van de maxilla heeft ondergaan, wordt aangeraden de eerste weken drukverhogende momenten te voorkomen, dus niet te blazen of te zuigen en de neus niet te snuiten.

Bij een osteotomie van de bovenkaak wordt de sinus maxillaris geopend. Door drukverschillen postoperatief kan er lucht onder de huid van de wang komen (emfyseem). Dit geeft een infectierisico.

Het belasten van de kaken is de eerste zes weken niet verstandig en vaak ook niet mogelijk. Zo mag de patiënt de eerste zes weken alleen zacht voedsel eten en een patiënt met IMF heeft de eerste zes weken een vloeibaar dieet. Het gevolg is vaak een gewichtsverlies van enkele kilo's. Het is belangrijk, zeker ook voor het genezingsproces, dat de patiënt voldoende voedingsstoffen binnenkrijgt door het eten van gezonde en gevarieerde voeding. Voorlichting en begeleiding zijn noodzakelijk. Eventueel kan begeleiding door een diëtiste nodig zijn.

Door de operatie kunnen gevoelszenuwen beschadigd raken met als gevolg dat het gevoel rondom de mond verminderd kan zijn. Dit kan tijdelijk zijn, maar er kunnen ook permanente gevoelsveranderingen optreden. Door de zenuwbeschadiging en door de zwelling kan het spreken de eerste tijd moeizaam gaan.

Na zes tot acht weken worden de spalken en de eventuele IMF verwijderd. Tot die tijd, maar ook daarna, is een goede mondhygiëne nodig. De mond wordt gespoeld met een chloorhexidineoplossing en voor zover mogelijk worden de tanden en kiezen gepoetst. De mondhygiënist kan daarbij behulpzaam zijn met voorlichting en behandeling.

3.2 Operaties

3.2.1 Kinplastiek

Specifieke informatie

Een kinplastiek kan worden uitgevoerd als de kin te klein, te lang of asymmetrisch is (◘fig. 3.3a t/m e). Een kin naar achteren verplaatsen is meestal niet verstandig omdat dan de kin-halsconfiguratie negatief wordt beïnvloed.

operatie-indicaties	microgenie
	macrogenie
	scheefstand van de kin
doel van de operatie	verbetering van de kincosmetiek

Preoperatieve zorg
Apparatuur
– boor-/zaagmotor

Specifieke benodigdheden
– kaakosteotomienet
– kinretractor
– osteosynthesenet met platen en schroeven en titanium mesh
– boor-/zaagnet
– elektrische boor met spoelmogelijkheid op het handvat
– lokaal anestheticum met adrenaline
– elastische pleister

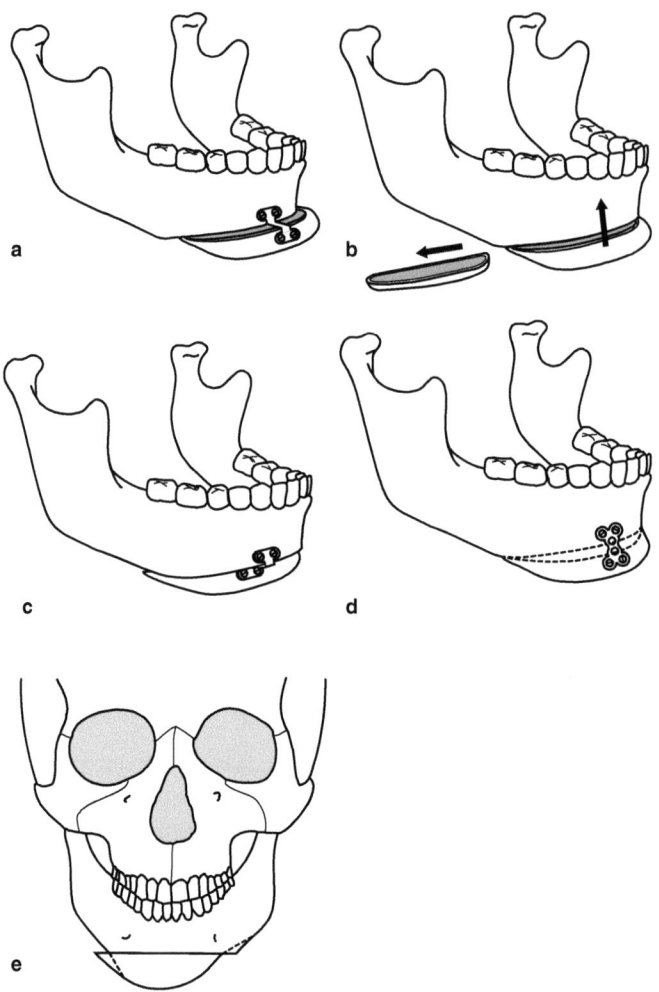

◘ **Figuur 3.3** a Verplaatsen van de kinpunt naar ventraal. b Wegnemen van een wig uit de kin. c Verplaatsen van de kinpunt naar dorsaal. d Plaatsen van een transplantaat. e Verplaatsen van de kinpunt naar lateraal

Peroperatieve fase

Na het inbrengen van twee haken vlg. Langenbeck achter de onderlip wordt de plaats van de incisie geïnfiltreerd met een lokaal anestheticum met adrenaline. Vervolgens wordt met een mesje 15 een incisie gemaakt die loopt van de linker tweede premolaar (35) tot de rechter tweede premolaar (45).

Het mucoperiost wordt afgeschoven tot voorbij de kinpunt met een rasparatorium vlg. Freer of Williger. Hierna wordt een kinretractor vlg. Obweger geplaatst die de weke delen en de lippen opzijhoudt. Hierbij moet men ervoor zorgen dat de assistent die de kinretractor vasthoudt, niet te veel met de kinretractor op het sternum van de patiënt steunt.

De beide nervi mentales kunnen worden gelokaliseerd en het verloop van de osteotomie wordt bepaald en met een fissuurboor aangegeven. Met een oscillerende zaag wordt de osteotomie gemaakt. Afhankelijk van de reden waarom de patiënt wordt geopereerd, wordt er nu een wig uit de kin verwijderd, wordt de kin wat naar voren geschoven of wordt er een transplantaat tussen gezet.

Door in de onder- en bovenrand van de osteotomie met een klein rond boortje gaatjes te boren kunnen de beide botdelen in de gewenste positie aan elkaar worden gefixeerd met rvs-draad. Dit fixeren kan ook met osteosyntheseplaatjes of met titanium mesh en osteosyntheseschroefjes. Hiervoor wordt het juiste formaat plaatje uitgezocht en met een platbekplaatbuigtang vlg. Goslee en een driepunts-buigtangetje in de juiste vorm gebogen. Als er gebruik wordt gemaakt van titanium mesh, wordt er met een metaaldraadknipschaar een plaatje geknipt. Ook dit plaatje wordt in de juiste vorm gebogen. De plaatjes worden bij voorkeur dwars op de osteotomie geplaatst.

Tijdens het boren wordt het plaatje met behulp van een tamponstopper vlg. Luniatschek of een plaathouder vlg. Lindorf op zijn plaats gehouden. Er wordt geboord met een spiraalboor. Hierbij is de diameter afhankelijk van de te plaatsen schroeven.

Na hemostase wordt het mucoperiost gesloten met een atraumatische resorbeerbare USP 3-0 hechting met een naaldvoerder vlg. Hegar en een chirurgisch pincet vlg. Gillies.

De keeltampon wordt verwijderd en aan de collega's van de anesthesie getoond. Het gezicht wordt schoongemaakt en de lippen worden opnieuw ingesmeerd met vaseline.

Postoperatieve fase
Verbinden
Met een elastische pleister wordt een drukverband op de kin aangebracht.

Medicatie
Als pijnbestrijding krijgt de patiënt morfinomimetica of NSAID's.

Langetermijncomplicatie
Loslaten van de repositie.

3.2.2 Intraorale verticale ramus-osteotomie/verticale ramus-osteotomie

Specifieke informatie
Bij een verticale ramus-osteotomie wordt de ramus zo doorgenomen dat het daarna mogelijk is de mandibula naar dorsaal te bewegen (◻fig. 3.4a en b).

Wanneer het gewenste resultaat is bereikt, worden de kaken met IMF in de juiste occlusie op elkaar gefixeerd.

operatie-indicatie hyperplasie van de mandibula
doel van de operatie de gewenste positie van de mandibula ten opzichte van de maxilla bereiken

Preoperatieve zorg
Apparatuur
- boor-/zaagmotor

Specifieke benodigdheden
- kaakosteotomienet
- Lorenz-retractor
- rvs-draad

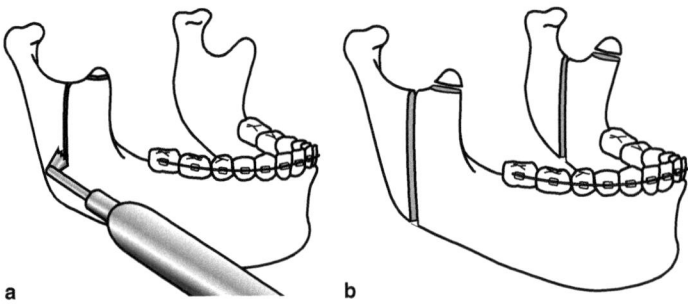

Figuur 3.4 a Zaagsneden bij een verticale ramus-osteotomie. b Verplaatsen van botdelen bij een verticale ramus-osteotomie

— boor-/zaagnet
— elektrische boor met spoelmogelijkheid op het handvat
— lokaal anestheticum met adrenaline

Peroperatieve fase

De mondspreider vlg. Denhart, de wanghaak vlg. Sternberg en de gebogen tongspatel vlg. McIvor worden ingebracht en de plaats van de incisie wordt geïnfiltreerd met een lokaal anestheticum met adrenaline. Met een mesje 15 wordt een incisie gemaakt in de mucosa van de voorrand van de ramus mandibula: niet te hoog, want dan kan de arteria buccalis beschadigd raken en dat geeft fors bloedverlies. Vervolgens worden met een rasparatorium vlg. Freer of Williger de mucosa en het periost afgeschoven van de ramus mandibula en met een scherpe retractor vlg. Langenbeck of ramusretractor wordt de ramus tot aan het begin van de processus coronoideus vrijgelegd. Vervolgens wordt zo hoog mogelijk een arterieklem vlg. Crile met puntjes geplaatst.

Hierna wordt met een oscillerende zaag een coronoidotomie uitgevoerd. Daarna worden alle instrumenten uit de mond verwijderd en wordt de retractor vlg. Lorenz ingebracht.

De arterieklem vlg. Crile wordt opnieuw geplaatst en met een gehoekt reciprook zaagblad wordt een verticale botsnede gemaakt vanuit de hiatus seminularis tot in de kaakhoek. De Lorenz-retractor beschermt het omliggende weefsel tegen beschadiging door het zaagblad.

Met behulp van een retractor vlg. Obweseser wordt het proximale deel van de ramus lateraal van de ramus mandibula gebracht en met een rasparatorium vlg. Williger wordt het grootste deel van de aanhechting van de musculus pterygoideus medialis losgemaakt. Nu kan het proximale deel gemakkelijk naast het distale deel van de ramus worden gepositioneerd. Het tanddragend deel van de onderkaak wordt aan de binnenzijde van het deel van de onderkaak met het kaakkopje naar achteren geplaatst.

Aan de contralaterale zijde wordt dezelfde procedure uitgevoerd. Hierna wordt de keeltampon verwijderd en aan de collega's van de anesthesie getoond. Vervolgens wordt de IMF aangebracht en soms wordt er ook een skeletale fixatie aangebracht van de spina nasalis naar de kinpunt. Met de arterieklem vlg. Crile wordt gecontroleerd of het kaakkopje zich in de gewenste positie bevindt, waarna de proximale delen met een arterieklem vlg. Crile in hun gewenste positie worden gemanipuleerd. Na hemostase worden de incisies gesloten met een atraumatische resorbeerbare USP 3-0 hechting met een naaldvoerder vlg. Hegar en een chirurgisch pincet vlg. Gillies.

Het gezicht wordt schoongemaakt en de lippen worden opnieuw ingesmeerd met vaseline.

Postoperatieve fase
Medicatie
Als pijnbestrijding krijgt de patiënt NSAID's. Morfinomimetica zijn bij osteotomieën met IMF gecontra-indiceerd. De peroperatief gegeven morfinepreparaten worden voor een deel opgeslagen in het vetweefsel van de patiënt. Er ontstaat dus een 'depot' van morfine. Gedurende de eerste uren postoperatief komt de opgeslagen morfine uit het depot vrij. Als aan de patiënt postoperatief nog extra morfinepreparaten wordt gegeven, kan dit leiden tot een ademdepressie. In combinatie met de IMF kan dit zeer ernstige complicaties geven.

Aanvullende informatie
Door het plaatsen van een IMF kan de patiënt zijn mond niet opendoen en zal er altijd een metaaldraadknipschaar zichtbaar bij de patiënt in de buurt moeten zijn. Bij calamiteiten, in het bijzonder bij dreigende aspiratie, stridor of een noodzakelijke herintubatie, kan dan indien nodig de IMF worden doorgeknipt.

Voor de patiënt is IMF vooral in het begin een belastende situatie. Hij kan immers zijn mond niet opendoen. Het gefixeerd zijn van de kaken heeft tot gevolg dat de patiënt alleen vloeibaar voedsel tot zich kan nemen. Uiteraard is goede voorlichting erg belangrijk. Zie ook de inleiding (▶par. 3.1).

Langetermijncomplicatie
Recidief.

3.2.3 Bilaterale sagittale splijtingsosteotomie/sagittale splijtingsosteotomie

Specifieke informatie
Beschreven wordt de osteotomie van de mandibula vlg. Obwegeser-Dal Pont.

Bij een sagittale splijtingsosteotomie wordt de ramus mandibula zo doorgenomen dat het daarna mogelijk is de onderkaak naar voren te schuiven, enigszins te roteren en indien nodig ook naar achteren te verplaatsen (◘fig. 3.5a t/m d).

Nadat de gewenste positie is bereikt, worden de botdelen gefixeerd met schroefjes of met osteosyntheseplaten en -schroeven.

operatie-indicaties	mandibulaire hypoplasie
	mandibulaire hyperplasie
doel van de operatie	de mandibula ten opzichte van de maxilla in de juiste positie plaatsen

Preoperatieve fase
Apparatuur
— boor-/zaagmotor

Specifieke benodigdheden
— kaakosteotomienet
— transbuccaalset
— sagittale spreidtang vlg. Smith

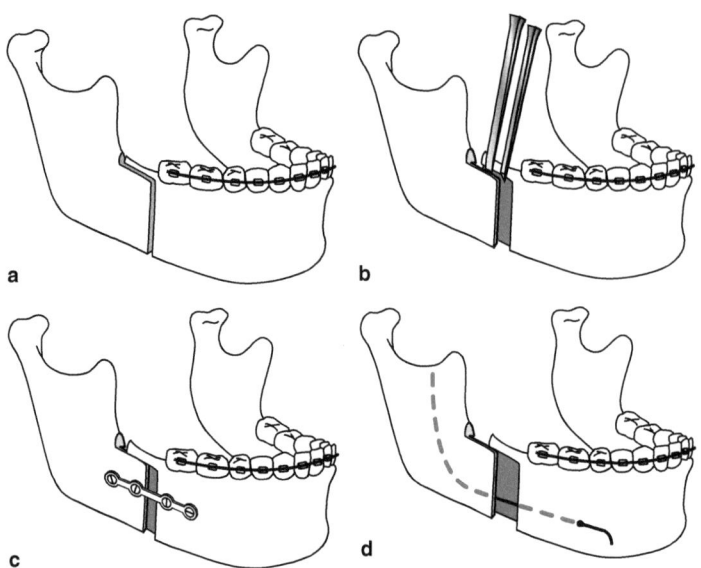

Figuur 3.5 **a** Zaagsneden bij een sagittale splijtingsosteotomie. **b** Splijten van de botdelen. **c** Vastzetten van de sagittale splijtingsosteotomie. **d** Verloop van de nervus alveolaris inferior in de osteotomie

- osteosynthesenet met platen en schroeven
- boor-/zaagnet
- elektrische boor met spoelmogelijkheid op het handvat
- lokaal anestheticum met adrenaline

Peroperatieve fase

Nadat de mondspreider vlg. Denhart, de wanghaak vlg. Sternberg en de gebogen tongspatel vlg. McIvor zijn ingebracht, wordt de incisieplaats geïnfiltreerd met een lokaal anestheticum met adrenaline. Vervolgens wordt er met een mesje 15 een incisie gemaakt in de mucosa van de voor-/onderkant van de ramus mandibula tot voorbij de tweede molaar. Met een rasparatorium vlg. Freer of Williger worden vervolgens de mucosa en het periost afgeschoven van de ramus mandibula.

Hierna wordt met een scherpe haak vlg. Langenbeck of een ramusretractor de ramus tot aan het begin van de processus coronoideus vrijgelegd. Zo hoog mogelijk wordt er een arterieklem vlg. Crile met puntjes geplaatst. Met een platte ash wordt vervolgens de incisura semilunaris opgezocht en wordt de nervus alveolaris inferior geïdentificeerd. Om de voorzijde van de ramus mandibula af te vlakken wordt er gebruikgemaakt van een peervormige frees. Vervolgens wordt een Obwegeser-haak met schepje geplaatst. Het schepje beschermt het weefsel tijdens het boren. Hierna wordt met een Lindemann-boor aan de linguale zijde de horizontale botsnede gemaakt. Deze loopt tot net voorbij de mediane corticalis.

Vervolgens wordt aan de buccale zijde de verticale botsnede gemaakt. Deze loopt tot net voorbij de laterale corticalis. Nadat de beide botsneden zijn gemaakt, worden met een reciproke zaag beide botsneden met elkaar verbonden. De procedure wordt aan de andere ramus op dezelfde wijze uitgevoerd.

Om de botdelen definitief van elkaar te scheiden gebruikt men osteotomen vlg. Epker, een rasparatorium vlg. Williger en een hamer vlg. Hajek. Hierbij wordt de in het bot gelegen nervus alveolaris gepasseerd. Dit vergt soms veel omzichtigheid. Nadat de delen zijn gemobiliseerd, is het mogelijk het tanddragende deel van de mandibula te verplaatsen.

Nadat de mandibula in de gewenste positie is gebracht, wordt de vooraf vervaardigde wafer ingebracht, die de onderkaak in de juiste positie brengt ten opzichte van de bovenkaak. In deze stand wordt een tijdelijke IMF aangebracht. Nu kunnen de botdelen via een transbuccale benadering worden gefixeerd met osteosyntheseschroefjes en eventueel een osteosyntheseplaatje. Hiervoor wordt aan de buitenzijde een klein steekgaatje gemaakt met een nieuw mesje 15. Via het steekgaatje wordt een troicart met mandrin ingebracht. Nadat de mandrin is verwijderd, kan de wanghouder om de troicart van de transbuccaal worden vastgezet.

De troicart dient als boorgeleider. Met een lange spiraalboor wordt door de troicart geboord. Hierbij is de diameter afhankelijk van de te plaatsen schroeven. Er worden drie schroefjes per kant geplaatst, waarvan er twee trekschroefjes zijn. Hierna worden de tijdelijke IMF en de wafer verwijderd en wordt de occlusie gecontroleerd. Als alles goed is, wordt de hemostase gecontroleerd. Daarna wordt de mucosa gesloten met een atraumatische resorbeerbare USP 3-0 hechting met een naaldvoerder vlg. Hegar en een chirurgisch pincet vlg. Gillies.

Hierna wordt de keeltampon verwijderd en aan de collega's van de anesthesie getoond. Tot slot wordt de occlusie gefixeerd door intermaxillaire elastiekjes. Het gezicht wordt schoongemaakt en de lippen worden opnieuw ingesmeerd met vaseline.

Postoperatieve fase
Medicatie

Als pijnbestrijding krijgt de patiënt morfinomimetica of NSAID's.

De patiënt krijgt volgens schema gedurende de operatie en postoperatief corticosteroïden om zwelling te voorkomen.

Overige instructies

De eerste zes weken mag de patiënt niet kauwen. Zie ook de inleiding (▶par. 3.1).

Langetermijncomplicaties

Sensibiliteitsstoornissen van de nervus alveolaris inferior.
Fixatieproblemen (zelden).

3.2.4 Le Fort I-osteotomie

Specifieke informatie

Bij een Le Fort I-osteotomie wordt de bovenkaak doorgenomen boven de apex van de gebitselementen parallel aan de tandenrij. Hierna wordt het onderste deel enkele millimeters verplaatst en vervolgens in de gewenste stand gefixeerd (◘fig. 3.6a t/m c). De behandeling is altijd onderdeel van een gecombineerd orthodontisch-chirurgisch plan. De patiënten dragen allemaal vaste apparatuur.

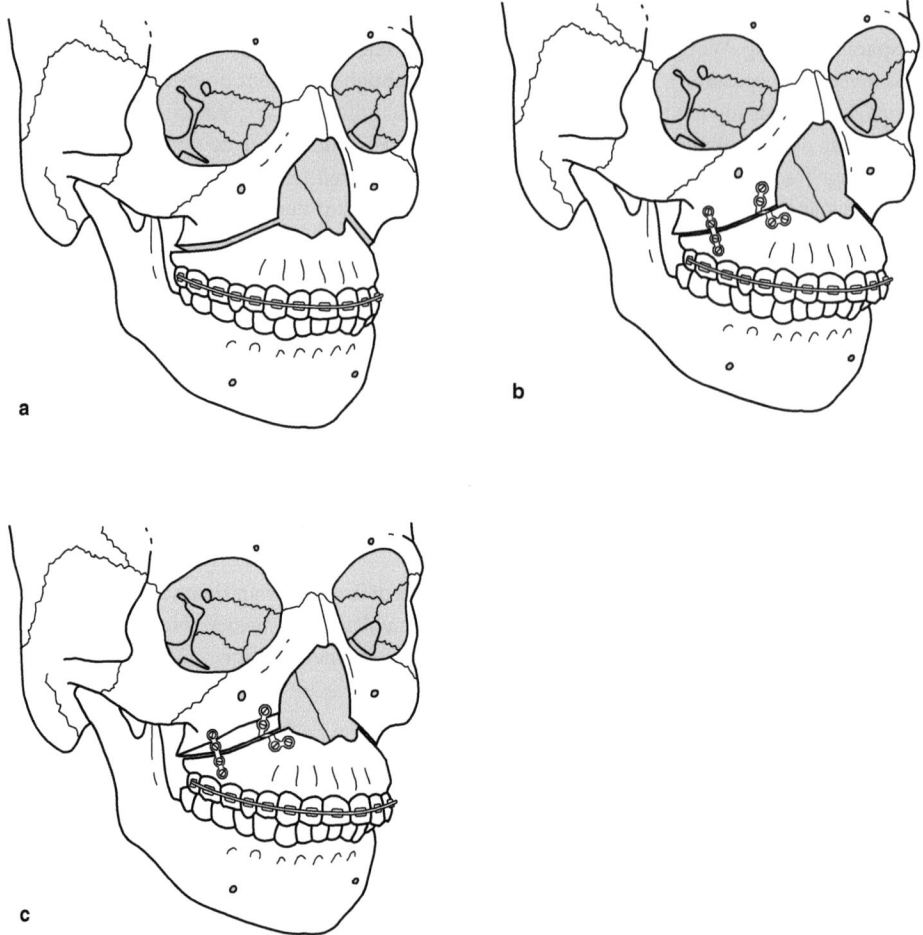

Figuur 3.6 a Zaagsneden bij Le Fort I-osteotomie. b Verplaatsing maxilla naar ventraal. c Verplaatsing maxilla naar ventraal met transplantaat

operatie-indicaties	open beet in het front
	maxillaire hypoplasie, bijvoorbeeld bij schisis
	maxillaire hyperplasie, bijvoorbeeld bij te veel zichtbaar tandvlees, de gummy smile
doel van de operatie	het verkrijgen van de gewenste stand van het gebit door verplaatsing van de bovenkaak, soms in combinatie met een correctie van de onderkaak en eventueel een kinplastiek

Preoperatieve fase
Apparatuur
- boor-/zaagmotor

Specifieke benodigdheden
- kaakosteotomienet
- linker- en rechterdesimpactietang vlg. Rowe-Mühlhauer

3.2 · Operaties

- osteosynthesenet met platen, schroeven en titanium mesh
- boor-/zaagnet
- elektrische boor met spoelmogelijkheid op het handvat
- lokaal anestheticum met adrenaline
- gaasje 5 × 5 cm

Peroperatieve fase

Na het inbrengen van twee haken vlg. Langenbeck achter de bovenlip wordt de plaats van de incisie geïnfiltreerd met een lokaal anestheticum met adrenaline. Met een mesje 10 wordt een incisie in de omslagplooi tussen de beide tweede premolaren (15 en 25) gemaakt. Hierna wordt het mucoperiost afgeschoven met een rasparatorium vlg. Freer of Williger. Het mucoperiost wordt vervolgens getunneld ter hoogte van de processus zygomaticus van het os maxillaris superior met een lang gebogen rasparatorium vlg. Freer.

Met een platte ash worden het mucoperiost en het neusseptum van de spina nasalis losgemaakt en met een fissuurboortje wordt de plaats van de osteotomie aangegeven. Met een reciproke zaag wordt nu de osteotomie gemaakt. Halverwege de osteotomie wordt er subperiostaal een osteotoom vlg. Le Fort achter het tuber maxillae geplaatst ter bescherming van de weke delen. Na het voltooien van de osteotomie wordt met behulp van een osteotoom vlg. Le Fort en een hamer vlg. Hajek de processus pterygoideus gescheiden, tussen de beide botdelen wordt met een tamponstopper vlg. Luniatschek een klein gaasje gestopt.

Deze procedure wordt aan de contralaterale zijde herhaald. Als ook deze procedure is voltooid, wordt de neusbodem vrijgeprepareerd en wordt het benige neusseptum gekliefd met een gevorkt neusseptumosteotoom. De maxilla wordt enigszins naar beneden gemanoeuvreerd en met een rasparatorium vlg. Freer wordt de mucosa van de neusbodem geschoven. Met een linker en een rechter desimpactietang vlg. Rowe-Mühlhauer wordt de maxilla gefractureerd, zodat de achterwand kan worden gemobiliseerd. Hierna wordt in de maxilla ter hoogte van het neusseptum met een rond boortje een gaatje geboord. Met behulp van een arterieklem vlg. Crile wordt hierdoor een stukje rvs-draad, 0,5 mm, gestoken. De beide uiteinden van deze staaldraad worden bij elkaar gehouden met een arterieklem vlg. Crile. Botstukjes van de sinus maxillarisranden worden weggenomen met een punch vlg. Hajek en een knabbeltang vlg. Beyer, net zo lang totdat de gewenste repositie mogelijk is.

Voor het krijgen van de juiste repositie is het soms nodig de afstand tussen de osteotomielijnen op te vullen met stukjes bot. Hiervoor wordt een bottransplantaat uit de onderkaak of uit de heup genomen.

Nadat de maxilla in de nieuwe stand is geplaatst, wordt de occlusie gecontroleerd en gefixeerd met lusvormige 0,5 mm draden, waarmee de beide spalken aan elkaar worden verbonden. Vervolgens wordt de osteotomie gefixeerd met uit titanium mesh geknipte plaatjes of osteosyntheseplaatjes en -schroeven. Na het fixeren van de osteotomie wordt de IMF verwijderd en wordt er op hemostase gecontroleerd. Hierna worden de incisies gesloten met een atraumatische resorbeerbare USP 3-0 hechting. Hiervoor gebruikt men een naaldvoerder vlg. Hegar en een chirurgisch pincet vlg. Gillies. Als eerste hechting wordt er een hechting 'diep' in de mucosa geplaatst, die de twee neusvleugels wat approximeert om zo postoperatief verbreding van de neus te voorkomen.

Mocht de operatie een gecombineerde ingreep zijn van een Le Fort I-osteotomie en een osteotomie van de onderkaak, dan wordt nu verdergegaan met de onderkaak. Aan het eind van de operatie wordt de keeltampon verwijderd en aan de collega's van de anesthesie getoond.

De verkregen occlusie wordt gefixeerd met intermaxillaire elastiekjes. Ten slotte maakt men het gezicht schoon en worden de lippen opnieuw met vaseline ingesmeerd.

Postoperatieve fase
Medicatie
Als pijnbestrijding krijgt de patiënt morfinomimetica of NSAID's.

Instructies
De patiënt krijgt het advies de neus niet te snuiten, maar op te halen. Dit geeft de bijholten de kans om te genezen.

Om de hechting van de neus te ontlasten wordt er tevens geadviseerd tijdens het lachen de neus te steunen. De eerste zes weken mag er niet worden gekauwd. Zie ook de inleiding (▶par. 3.1).

Langetermijncomplicatie
Loslaten van de repositie.

3.2.5 Zygomaosteotomie

Specifieke informatie
Reconstructie van het zygoma vindt over het algemeen plaats om esthetische redenen, bijvoorbeeld om het uiterlijk meer vrouwelijk te maken na een transgenderoperatie van man naar vrouw. Ook na een trauma is het mogelijk door middel van een zygomaosteotomie het zygoma te reconstrueren.

Er zijn verschillende osteotomieën van het zygoma mogelijk:
1. transorale zygoma-sandwichosteotomie vlg. Mommaerts;
2. zygomaosteotomie;
3. zygoma-augmentatie.

operatie-indicaties	esthestische/cosmetische redenen
	trauma
doel van de operatie	reconstructie van het zygoma

Preoperatieve fase
Apparatuur
- boor-/zaagmotor

Specifieke benodigdheden
- kaakosteotomienet
- osteosynthesenet met platen, schroeven en titanium mesh
- boor-/zaagnet
- elektrische boor met spoelmogelijkheid op het handvat
- lokaal anestheticum met adrenaline

3.2 · Operaties

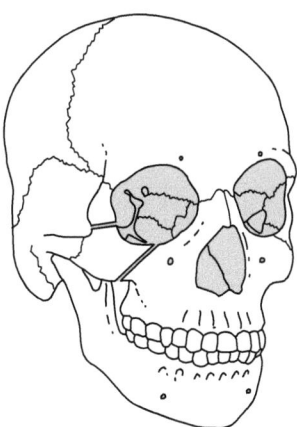

Figuur 3.7 Zygomaosteotomie vlg. Mommaerts

Peroperatieve fase
Transorale zygoma-sandwichosteotomie vlg. Mommaerts
Hierbij vindt de behandeling geheel transoraal plaats door middel van een incisie ter plaatse van de maxilla. Het zygoma wordt onder de orbita doorgenomen en de arcus zygomaticus blijft intact (■fig. 3.7).

Achter de bovenlip worden twee haken vlg. Langebeck geplaatst. De incisieplaats wordt geïnfiltreerd met een lokaal anestheticum met adrenaline. Met een mesje 15 wordt een incisie gemaakt en het mucoperiost wordt afgeschoven met een rasparatorium vlg. Freer of Williger. Een groot deel van het os zygomaticum wordt vrijgelegd, inclusief het laterale deel van de margo infraorbitalis. Met een fissuurboor worden de zaagsneden aangegeven, waarna met een reciproke zaag de zaagsneden worden gemaakt.

De osteotomie wordt opengebogen met behulp van een rasparatorium vlg. Freer of Williger en er wordt een bottransplantaat, bijvoorbeeld uit de kin, tussen de twee osteotomiedelen geplaatst. Het transplantaat wordt gefixeerd met een osteosyntheseplaatje en -schroeven of met titanium mesh met osteosyntheseschroeven.

Het plaatje wordt in de juiste vorm gebogen met behulp van een platbek-plaatbuigtang vlg. Goslee en een driepunts-plaatbuigtang. Het plaatje wordt dwars over de osteotomie geplaatst en wordt tijdens het boren gefixeerd met een plaathouder vlg. Lindorf of een tamponstopper vlg. Luniatschek. Vervolgens worden na het boren met een spiraalboor de schroeven geplaatst. Hierbij is de diameter afhankelijk van de te plaatsen schroeven. Bij deze osteotomie wordt de arcus zygomaticus niet gefractureerd maar gebogen en de margo infraorbitalis blijft op zijn plaats.

Nadat de gewenste reconstructie is bereikt, wordt het mucoperiost gesloten met een atraumatische resorbeerbare USP 3-0 hechting met een naaldvoerder vlg. Hegar en een chirurgisch pincet vlg. Gillies. Hierna wordt de keeltampon verwijderd en aan de collega's van de anesthesie getoond. Het gezicht wordt schoongemaakt en de lippen worden opnieuw ingesmeerd met vaseline.

Zygomaosteotomie
Hierbij worden alle aanhechtingen van het os zygomaticum doorgenomen (■fig. 3.8).

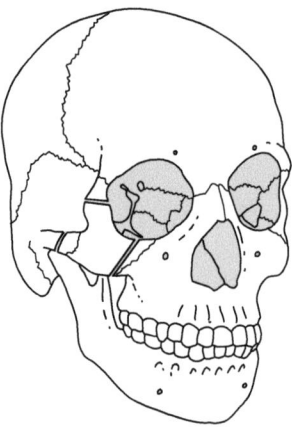

Figuur 3.8 Zygomaosteotomie

Om voldoende zicht te krijgen zijn de volgende incisies noodzakelijk: een coronale incisie of viziersnede (▶par. 2.2.4), een transconjuctivale incisie (▶par. 2.2.8) en een transorale incisie. Zodra het os zygomaticum à vue is, worden de aanhechtingen doorgenomen met een reciproke zaag, waarna het losse botstuk wordt verplaatst totdat de gewenste stand is bereikt. Met osteosyntheseplaatjes en -schroeven wordt de verkregen stand gefixeerd. Indien er een defect in de botcontour is ontstaan, kan dit worden opgevuld met een of meer bottransplantaten of met kunstbot.

Het zygoma en de transplantaten worden gefixeerd met osteosyntheseplaten en -schroeven of met titanium mesh met osteosyntheseschroeven. Het osteosyntheseplaatje of het uit titanium mesh geknipte plaatje wordt in de juiste vorm gebogen met behulp van een platbekplaatbuigtang vlg. Goslee en een driepunts-plaatbuigtang. Het plaatje wordt dwars over de osteotomie geplaatst en wordt tijdens het boren gefixeerd met een tamponstopper vlg. Luniatschek of met een plaathouder vlg. Lindorf. Nadat er is geboord met een spiraalboor, waarbij de diameter afhankelijk is van de te gebruiken schroeven, wordt de plaat gefixeerd met osteosyntheseschroeven.

Zygoma-augmentatie

Om het zygoma op te bouwen kan gebruik worden gemaakt van kunstbot en/of bottransplantaten. Afhankelijk van de positie zal er zo veel mogelijk transoraal worden geopereerd. Indien nodig, wordt er een coronale incisie en/of een transconjuctivale incisie gemaakt (▶par. 2.2.8). De transplantaten worden met osteosyntheseplaatjes en -schroeven vastgezet op het zygoma. Het osteosyntheseplaatje wordt in de juiste vorm gebogen met behulp van een platbek-plaatbuigtang vlg. Goslee en een driepunts-plaatbuigtang. Het plaatje wordt tijdens het boren gefixeerd met een plaathouder vlg. Lindorf of met een tamponstopper vlg. Luniatschek. Nadat er is geboord met een spiraalboor, waarbij de diameter afhankelijk is van de te gebruiken schroeven, wordt de plaat gefixeerd met osteosyntheseschroeven.

De zygoma-augmentatie komt ook voor in combinatie met een zygomaosteotomie en een zygoma-sandwichosteotomie.

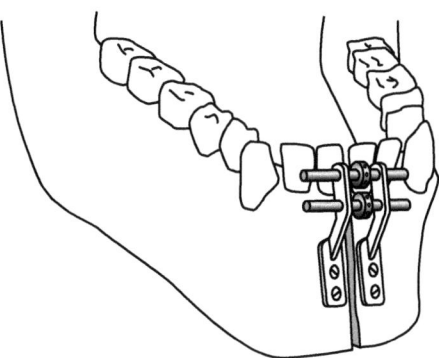

Figuur 3.9 Transmandibulaire distractor

Postoperatieve fase
Medicatie
Als pijnbestrijding krijgt de patiënt morfinomimetica of NSAID's.

Aanvullende informatie
Op de wang van de geopereerde zijde wordt een pleister geplakt met daarop de tekst: 'Niet op deze zijde leggen'. Dit dient als extra herinnering voor de verpleegkundigen op de afdeling. Het op de aangedane zijde gaan liggen kan gevolgen hebben voor het zojuist geopereerde zygoma.

Instructies
Omdat bij de osteotomie ook de sinus maxillaris wordt geopend, krijgen patiënten het advies de neus niet te snuiten en zo drukverschillen tussen neus en mond te vermijden om emfyseem van de wang te voorkomen.

Kortetermijncomplicatie
Loslaten van de repositie.

Langetermijncomplicatie
Loslaten van de repositie.

3.2.6 Plaatsen van een transmandibulaire distractor (TMD)

Specifieke informatie
Meestal betreft het patiënten met ruimtegebrek voor tanden en kiezen door een te smalle mandibula.

Een week nadat de TMD (fig. 3.9) is geplaatst, wordt begonnen met het activeren. Hierbij wordt aan de distractor gedraaid, waardoor de beide bothelften uit elkaar worden 'getrokken'. Dit gaat door totdat de gewenste breedte is verkregen. Tussen de beide voortanden ontstaat een spleet die in een later stadium met behulp van orthodontie weer wordt gecorrigeerd. Vervolgens blijft de distractor nog ongeveer tien weken in situ om de verkregen breedte te consolideren. De orthodontist zorgt voor het sluiten van de dentale boog.

operatie-indicatie	te smalle mandibula
doel van de operatie	verlenging van het bot in de middenlijn van de onderkaak

Preoperatieve fase
Apparatuur
- boor-/zaagmotor

Specifieke benodigdheden
- osteotomienet
- TMD
- osteosyntheseschroeven
- boor-/zaagnet
- elektrische boor met spoelmogelijkheid op het handvat
- lokaal anestheticum met adrenaline
- elastische pleister

Peroperatieve fase
Achter de onderlip worden twee haken vlg. Langebeck geplaatst. Nadat de plaats van de incisie is geïnfiltreerd met een lokaal anestheticum met adrenaline, wordt met een mesje 15 een incisie gemaakt in de omslagplooi tussen de beide cuspidaten (33 en 43). Vervolgens wordt het mucoperiost afgeschoven met behulp van een rasparatorium vlg. Freer of Williger.

Hierna wordt de juiste maat distractor uitgezocht en wordt het activeringsmechanisme van de distractor gecontroleerd. De voetplaatjes worden in de juiste vorm gebogen met een platbek-plaatbuigtang vlg. Goslee en in de mediaanlijn van de onderkaak geplaatst. Per kant worden slechts twee schroeven geplaatst. Hiervoor worden er twee gaatjes geboord met een spiraalboor. Hierbij is de diameter afhankelijk van de te plaatsen schroeven. Vervolgens wordt de distractor verwijderd en wordt de plaats van de osteotomie tussen de centrale incisieven (31 en 41) aangegeven met een klein rond boortje. Met een reciproke zaag wordt vervolgens de osteotomie voltooid, waarbij de linguale cortex met een osteotoom vlg. Epker wordt doorgenomen.

Nadat de osteotomie is voltooid, wordt de distractor definitief geplaatst, waarbij de schroefjes in de reeds voorgeboorde gaatjes worden geplaatst. In de linker- en rechtervoetplaat wordt nu de laatste schroef geplaatst. De middelste schroef van elke kant wordt bicorticaal geboord. Dat wil zeggen dat zowel door de voorste als door de achterste cortex wordt geboord. De overige vier schroeven worden monocorticaal geboord. Hierbij wordt alleen door de voorste cortex geboord.

Na hemostase wordt de incisie gesloten met een atraumatische resorbeerbare USP 3-0 hechting met een naaldvoerder vlg. Hegar en een chirurgisch pincet vlg. Gillies.

De keeltampon wordt verwijderd en aan de collega's van de anesthesie getoond. Het gezicht wordt schoongemaakt en de lippen worden opnieuw ingesmeerd met vaseline.

Postoperatieve fase
Verbinden
Met een elastische pleister wordt een drukverband op de kin aangebracht.

Medicatie

Als pijnbestrijding krijgt de patiënt morfinomimetica of NSAID's.

Aanvullende informatie

Na een week wordt de distractor voor het eerst geactiveerd. Hierna wordt de distractor tweemaal daags een halve millimeter opgedraaid, totdat een orthodontisch gewenste stand is bereikt. De orthodontist reguleert hierna de gebitselementen.

3.2.7 Plaatsen van een transpalatinale distractor (TPD)

Specifieke informatie

Er bestaan diverse distractoren die voor distractie van het palatum kunnen worden gebruikt. De verschillende modellen werken volgens hetzelfde principe. Ongeveer een week nadat de distractor op het palatum is geplaatst, wordt er begonnen met activeren. Hierbij wordt aan de distractor gedraaid, waardoor de beide palatumhelften uit elkaar worden 'gedreven'. Dit gaat door totdat de gewenste breedte is verkregen. Tussen de beide voortanden ontstaat een spleet die in een later stadium met behulp van orthodontie weer wordt gecorrigeerd. Vervolgens blijft de distractor nog ongeveer tien weken in situ om de verkregen breedte te consolideren.

operatie-indicatie	te smalle maxilla
doel van de operatie	verbreding van de bovenkaak

Preoperatieve zorg
Apparatuur
- boor-/zaagmotor

Specifieke benodigdheden
- kaakosteotomienet
- TPD
- osteosyntheseschroeven
- hardstalen boortjes
- elektrische boor met spoelmogelijkheid op het handvat
- lokaal anestheticum met adrenaline

Peroperatieve fase

Nadat twee haken vlg. Langenbeck achter de bovenlip zijn geplaatst, wordt de plaats van de incisie geïnfiltreerd met een lokaal anestheticum met adrenaline. Met een mesje 10 wordt een incisie gemaakt in de omslagplooi, net voor de crista zygomaticoalveolaris. Deze incisie loopt van de rechter cuspidaat tot de 16 en van de linker cuspidaat tot de 26. Het mucoperiost wordt afgeschoven met een rasparatorium vlg. Freer of Williger.

Vervolgens wordt de plaats van de corticotomie bepaald en aangegeven met een passer en een klein rond boortje. Voor de plaatsbepaling zijn preoperatief metingen verricht op de röntgenfoto's. Zie de inleiding (▶par. 3.1).

De corticotomie verloopt vanaf de tuberregio door de crista zygomaticoalveolaris tot aan de apertura piriformis parallel aan het occlusievlak. Dit gebeurt zowel aan de rechter- als aan de linkerzijde van de maxilla.

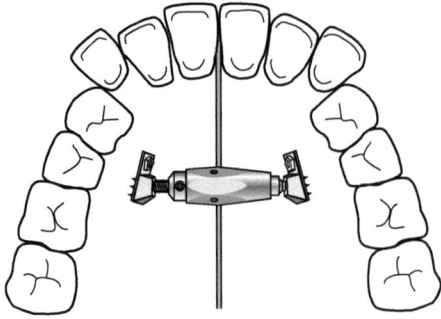

Figuur 3.10 Transpalatinale distractor

De haken vlg. Langenbeck worden uitgenomen. De mondspreider vlg. Denhart, een wanghaak vlg. Sternberg en een gebogen tongspatel vlg. McIvor worden ingebracht.

Vervolgens volgt een verticale incisie met een mesje 15 in het frenulum. Met een hardstalen fissuurboortje wordt de plaats van de osteotomie aangegeven. De osteotomie loopt van de processus alveolaris superior interradiculair tussen de beide eerste incisivi tot aan het palatum en wordt gemaakt met behulp van een osteotoom vlg. Epker en een hamer vlg. Hajek. Hierna worden met een breed osteotoom vlg. Obwegeser de maxilla helften gemobiliseerd.

Nu wordt het mucosa van het palatum durum beiderzijds geïnfiltreerd met een lokaal anestheticum met adrenaline, waarna twee kleine palatinale incisies in de regio van de premolaren en molaren worden gemaakt met een nieuw mesje 15. Vervolgens wordt het mucoperiost afgeschoven met een rasparatorium vlg. Freer of Williger.

Nadat is bepaald welke maat distractor nodig is, wordt het activeringsmechanisme van de distractor gecontroleerd. De distractor wordt geplaatst en gefixeerd met osteosyntheseschroeven (fig. 3.10). Hierna wordt de distractor geactiveerd, dat wil zeggen zo ver opengedraaid dat de juiste beginstand is bereikt. Om te voorkomen dat de stand verandert, wordt een borgschroefje geplaatst.

Na controle op hemostase worden de incisies gesloten met een atraumatische resorbeerbare USP 3-0 hechting met een naaldvoerder vlg. Hegar en een chirurgisch pincet vlg. Gillies. Hierna wordt de keeltampon verwijderd en aan de collega's van de anesthesie getoond. Ten slotte wordt het gezicht schoongemaakt en worden de lippen opnieuw ingesmeerd met vaseline.

Postoperatieve fase
Medicatie
Als pijnbestrijding krijgt de patiënt morfinomimetica of NSAID's.

Aanvullende informatie
Na een week wordt poliklinisch het borgschroefje verwijderd en wordt begonnen met het activeren.

Langetermijncomplicaties
Asymmetrische verbreding: wordt zelden gezien, maar maakt een bovenkaakosteotomie soms nodig.

3.2 · Operaties

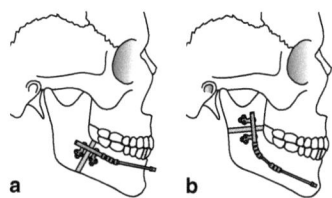

Figuur 3.11 a Distractor voor het corpus mandibula. b Distractor voor de ramus mandibula

3.2.8 Plaatsen van een distractor op corpus en ramus mandibula

Specifieke informatie
Een distractor wordt op het corpus (fig. 3.11a) of op de ramus (fig. 3.11b) van de mandibula geplaatst om een verlenging van de onderkaak in het sagittale vlak te verkrijgen en zo een betere kaakstand te verkrijgen of om een halfzijdige verlenging van de onderkaak te bewerkstelligen bij asymmetrische ontwikkeling.

Bij het plaatsen van een onderkaakdistractor op het corpus mandibula is het wenselijk de M3-elementen (38 en 48), indien nog aanwezig, te verwijderen. Nadat de juiste botverlenging is bereikt, blijven de distractoren nog zes tot acht weken in situ: de stabilisatiefase. Voor het verwijderen is een tweede, poliklinische operatie noodzakelijk.

operatie-indicaties	te korte mandibula
	asymmetrische mandibula
doel van de operatie	verlenging van de mandibula

Preoperatieve fase
Apparatuur
- boor-/zaagmotor

Specifieke benodigdheden
- osteotomienet
- extractienet
- sagittale spreidtang vlg. Smith
- distractoren
- osteosyntheseschroeven
- hardstalen boren
- boor-/zaagnet
- elektrische boor met spoelmogelijkheid op het handvat
- lokaal anestheticum met adrenaline

Peroperatieve fase
De mondspreider vlg. Denhart, de wanghaak vlg. Sternberg en de tongspatel vlg. McIvor worden ingebracht en de plaats van de incisie wordt geïnfiltreerd met een lokaal anestheticum met adrenaline. Met een mesje 15 wordt een incisie gemaakt in de voorrand van de ramus mandibula tot aan de omslagplooi van de premolaarregio. De verstandskies bevindt zich vaak nog in het bot van de onderkaak. Het mucoperiost wordt afgeschoven met behulp van een

rasparatorium vlg. Freer of Williger. Bij voorkeur wordt de M3 verwijderd met een zo beperkt mogelijke alveolotomie. Hierbij wordt de M3 gesplitst met behulp van een rond hardstalen boortje.

Nadat het element is gesplitst, wordt dit met behulp van een elevatorium verwijderd. Vervolgens wordt de buitenhaak vlg. Obwegeser ingebracht en wordt de ramus mandibula vrijgeprepareerd. Hierna wordt de obwegeserhaak met schepje onder de ramus mandibula geplaatst en wordt de mondspreider verwijderd.

Om na de corticotomie de distractor op de juiste plaats en in de juiste richting te kunnen plaatsen, wordt met behulp van een hardstalen fissuurboortje een hulplijn aan de buccale cortex parallel aan het occlusievlak aangebracht. De mondspreider vlg. Denhart wordt weer ingebracht. Met een reciproke zaag wordt een corticotomie verricht, waarbij het linguale bot aanvankelijk voor een groot deel intact blijft.

Er wordt een geschikte distractor geselecteerd en het activeringsmechanisme wordt gecontroleerd. De plaatjes van de distractor en de distractor zelf worden in de juiste vorm gebogen met behulp van een platbuigtang vlg. Goslee en een distractiebuigtang. De distractor wordt via een transorale en transbuccale benadering op de ramus mandibula aangebracht. Hiervoor wordt aan de buitenzijde een klein steekgaatje gemaakt met een nieuw mesje 15. Via het steekgaatje wordt een troicart met mandrin ingebracht. Nadat de mandrin is verwijderd, kan de wanghouder om de troicart van de transbuccaal worden vastgezet.

De troicart dient als boorgeleider. Met een lange spiraalboor wordt door de troicart geboord. Hierbij is de diameter afhankelijk van de te plaatsen schroeven. Per plaatje worden slechts twee schroeven geplaatst. Vervolgens worden de vier schroeven en de distractor verwijderd en wordt de distractor op een veilige plek gelegd, zodat deze niet van vorm kan veranderen.

Hierna wordt de corticotomie voltooid met een gebogen osteotoom en een hamer vlg. Hajek. Met het gebogen osteotoom naar links of rechts worden de botstukken van elkaar gescheiden. Met behulp van een sagittale spreidtang vlg. Smith worden de botstukken uit elkaar gedrukt. Het is belangrijk deze laatste handelingen op geleide van de beweeglijkheid van de botdelen van de mandibula te verrichten. Bij een te ruwe beweging kan er een fractuur op een ongewenste plaats ontstaan.

Nu kan de distractor definitief worden geplaatst. Een aantal schroeven wordt transbuccaal aangebracht, en er worden nog twee schroefgaten geboord. In totaal worden er zes schroeven geplaatst. Aan de contralaterale zijde wordt dezelfde procedure uitgevoerd.

De incisies in de mond worden met een atraumatische resorbeerbare USP 3-0 hechting met een naaldvoerder vlg. Hegar en een chirurgisch pincet vlg. Gillies gesloten. De huidincisies worden met een atraumatische niet-resorbeerbare USP 5-0 hechting gesloten.

De keeltampon wordt verwijderd en aan de collega's van de anesthesie getoond. Het gezicht wordt schoongemaakt en de lippen worden opnieuw ingesmeerd met vaseline.

Postoperatieve fase
Verbinden
De kleine huidincisies worden met hechtstrips verbonden.

Medicatie
Als pijnbestrijding krijgt de patiënt morfinomimetica of NSAID's.

Langetermijncomplicaties
Sensibiliteitsstoornissen van de onderlip.

Kaakgewricht

4.1 Inleiding – 76
4.1.1 Preoperatief – 76
4.1.2 Aandoeningen van het kaakgewricht – 77
4.1.3 Niet-operatieve behandelingen – 79
4.1.4 Operatieve behandelingen – 80
4.1.5 Postoperatief – 80

4.2 Operaties – 81
4.2.1 Artroscopie – 81
4.2.2 Condylectomie – 83
4.2.3 Eminectomie – 86

© Bohn Stafleu van Loghum is een imprint van Springer Media B.V., onderdeel van Springer Nature 2018
A. Schuurkamp en A. Detmar-van der Meulen, *Mond-, kaak- en aangezichtschirurgie*, Operatieve zorg en technieken, https://doi.org/10.1007/978-90-368-2109-4_4

4.1 Inleiding

Het kaakgewricht of craniomandibulaire gewricht (CMG), of temporomandibulaire gewricht (TMG), wordt gevormd door het caput mandibula en het tuberculum articulare. De beide gewrichtsoppervlakten zijn bekleed met kraakbeen. Het gewrichtskapsel is bekleed met het gewrichtsvloeistofproducerende synovium. In het gewricht bevindt zich de discus articularis.

De belangrijkste kauwspieren zijn de musculus temporalis, de musculus masseter, de musculus pterygoideus lateralis en de musculus pterygoideus medialis (◻fig. 4.1 en 4.2).

Bij het openen en sluiten van de mond roteert en transleert het kaakkopje met daarop de discus door het gewricht (◻fig. 4.3a en b).

Patiënten met craniomandibulaire disfunctie (CMD) of temporomandibulaire disfunctie (TMD) komen met een of meer van de volgende klachten bij de huisarts of de tandarts:
- een beperkte mondopening;
- geluiden als knappen en kraken bij het bewegen van het kaakgewricht;
- pijn bij het openen van de mond;
- pijn en bewegingsstoornissen aan het kauwstelsel.

De oorzaken van deze klachten zijn divers. De klachten kunnen zijn ontstaan door relatieve overbelasting van de spieren en gewrichten, bijvoorbeeld tandenknarsen, een chirurgische behandeling van de gewrichten in het verleden, een trauma van de onderkaak, reumatoïde artritis of groeistoornissen. Het stellen van een juiste diagnose en het daaraan gekoppelde behandelplan is hierdoor niet eenvoudig.

CMD/TMD is multifactorieel en soms lastig te behandelen. Sommige patiënten ontwikkelen een hardnekkige, chronische aangezichtspijn. Er worden verschillende vormen van aangezichtspijn onderscheiden. Het voert echter te ver om in dit boek daarop in te gaan. De werkgroep Aangezichtspijn van de Nederlandse Vereniging van Hoofdpijnpatiënten in Amersfoort zet zich in voor deze patiënten.

4.1.1 Preoperatief

Er wordt naast de gewone anamnese ook een pijnanamnese afgenomen. Vragen naar de pijn spitsen zich toe op de vraag hoelang deze al bestaat, waar de pijn precies zit, hoe intens de pijn is en op welk moment deze is ontstaan. Zijn er momenten dat de pijn heftiger is of juist minder is? Wat gebeurt er dan op die momenten, wat zou de pijn kunnen 'uitlokken'?

Ook de bewegingsstoornissen worden zo nauwkeurig mogelijk uitgevraagd. Zijn er bewegingsbeperkingen, zit de kaak op slot of blijft hij juist openstaan, hoort men knappen in het gewricht, is het gewricht hypermobiel?

Het is van belang onderliggende pathologie uit te sluiten dan wel te onderkennen. Pathologie aan de cervicale wervelkolom kan soms klachten geven die identiek zijn aan de klachten bij craniomandibulaire stoornissen. Ook psychologische problemen kunnen kaakgewrichtsklachten laten ontstaan of onderhouden, bijvoorbeeld tandenknarsen bij stress en daardoor overbelasting van de spieren en gewrichten.

Het lichamelijk onderzoek bestaat uit het beoordelen van het gebit en de slijmvliezen en onderzoek met orthopedische provocatietesten van de kauwspieren en gewrichten. Eventueel kan nog aanvullend beeldvormend onderzoek worden gedaan, bijvoorbeeld een CT-scan of een MRI.

4.1 · Inleiding

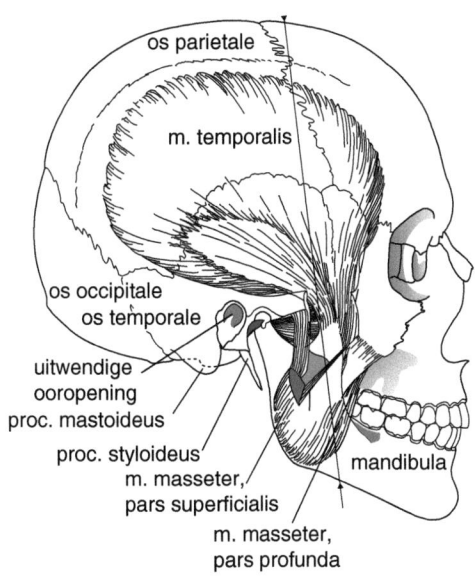

Figuur 4.1 Oppervlakkige kauwspieren

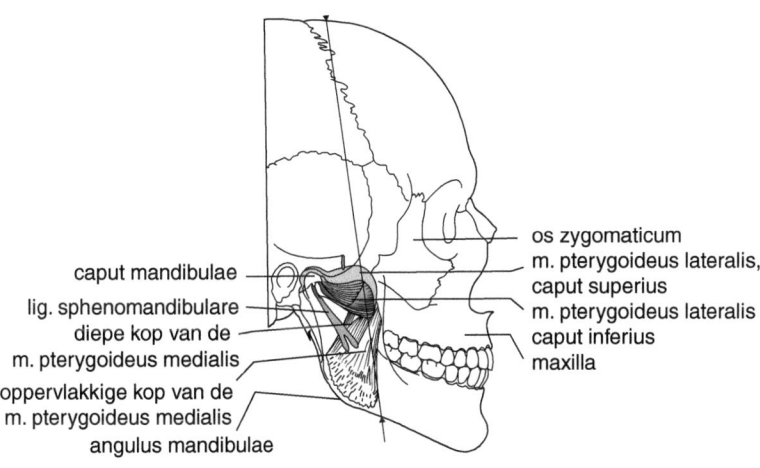

Figuur 4.2 Diepe kauwspieren

4.1.2 Aandoeningen van het kaakgewricht

In deze paragraaf worden de verschillende symptomen en behandelingen van aandoeningen aan het kaakgewricht kort beschreven.

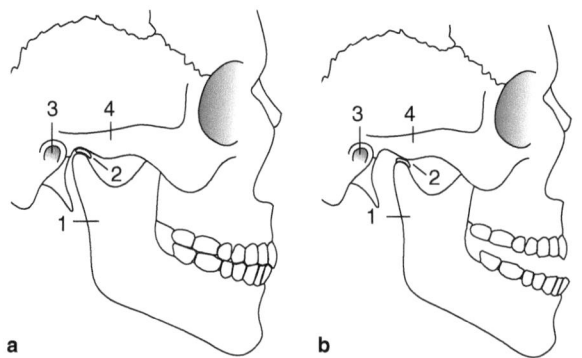

◘ **Figuur 4.3** a Doorsnede van het kaakgewricht bij gesloten kaak. b Doorsnede van het kaakgewricht bij geopende kaak

Adhesievorming en ankylosering (verstijving van het gewricht)

Verstijving kan optreden na bijvoorbeeld een trauma of een ontsteking. Symptomen zijn, naast een bewegingsbeperking van het gewricht, een verplaatsing van de mandibula naar de aangedane zijde. De behandeling bestaat uit counseling en fysiotherapie, artrocentese, artroscopische chirurgie of artroplastiek.

Artralgie (gewrichtspijn)

De artralgie manifesteert zich door pre-auriculaire pijn die fluctueert, afhankelijk van de belasting. De behandeling bestaat uit counseling en medicatie, die bestaat uit een NSAID, diazepam of amitriptyline.

Discusluxatie

Dit kan variëren van incidenteel (discusluxatie I), semipermanent (discusluxatie II) tot permanent (discusluxatie III). De behandeling bestaat uit counseling en – afhankelijk van het type luxatie – uit artrocentese, condylectomie, fysiotherapie, artroscopische chirurgie of een discusextirpatie.

Luxatie van het kaakgewricht

Dit geeft een plotselinge bewegingsbeperking van het kaakgewricht, waardoor de mond niet meer gesloten kan worden. Na repositie bestaat de behandeling uit counseling en eventueel fysiotherapie, artroscopische chirurgie of een eminectomie.

Myogene bewegingsbeperking

Hierbij kan de mond door spierstijfheid slechts beperkt open. Naast counseling bestaat de behandeling uit fysiotherapie en eventueel chirurgie.

Osteoartrose

Dit gaat vaak samen met tendomyalgie en/of artralgie. De osteoartrose uit zich door crepitatie in het kaakgewricht. Naast counseling wordt de tendomyalgie en/of de artralgie behandeld.

Tendomyalgie

Pijn in de kauwspieren die wordt behandeld met counseling en medicatie, fysiotherapie, een stabilisatiesplint en eventueel psychologische zorg.

4.1.3 Niet-operatieve behandelingen

Repositie van kaakluxatie

De patiënt wordt op een stoel gezet met zijn voeten stevig op de grond. Met twee handen wordt de onderkaak vastgepakt met de beide duimen plat op de kiezen. Hierna wordt de onderkaak eerst naar beneden bewogen en vervolgens naar achteren/dorsaal. Bij een dubbelzijdige luxatie wordt eerst de ene en daarna de andere zijde gereponeerd.

Het is raadzaam de patiënt minstens 24 uur een hoofd-/kinverband te geven of soms zelfs een IMF.

Counseling

Iedere behandeling begint met counseling. Hierbij wordt de patiënt geïnformeerd, geadviseerd en gerustgesteld over de gevonden 'afwijkingen' en de therapie. Ook wordt de patiënt verteld hoe hij het best kan omgaan met het aangedane kauwstelsel, waarbij belasting moet worden vermeden, maar beweging niet, bijvoorbeeld zacht voedsel nuttigen, kleine hapjes nemen, enzovoort. Het betreft dus eigenlijk uitleg, geruststelling en leefregels.

Vaak is counseling alleen niet voldoende.

Fysiotherapie

Fysiotherapie is een zeer belangrijk onderdeel van de therapie. Het is onder meer bedoeld om het kaakgewricht weer te mobiliseren, de kauwspieren te versterken en met technieken de pijn wat te verminderen.

Stabilisatieopbeetplaat/splint

Een stabilisatieopbeetplaat/splint is bedoeld als ondersteunende techniek. Een splint is een op maat gemaakt kunststof plaatje dat ervoor zorgt dat de mandibula en de maxilla zodanig ten opzichte van elkaar staan dat het kauwstelsel zo veel mogelijk wordt ontlast. Het plaatje geeft enige ontspanning.

Hoelang en wanneer de splint wordt gedragen, wordt in overleg met de patiënt bepaald.

Psychologische zorg

Om de psychologische factoren die de klachten verergeren of veroorzaken zo goed mogelijk te behandelen, is psychologische begeleiding van belang. Counseling is daar een onderdeel van, maar het kan nodig zijn patiënten door te verwijzen naar een psycholoog.

Medicatie

Medicatie kan nodig zijn, allereerst om de pijn te bestrijden. In principe gebruikt men hiervoor paracetamol in combinatie met een NSAID. Deze medicijnen hebben tevens een ontstekingsremmende werking. Een NSAID kan bij langdurig gebruik schade toebrengen aan het maagslijmvlies. Vooral bij oudere mensen moet men hier alert op zijn en ook op de werking die deze middelen op de lever, nieren en bloedstolling hebben.

Soms wordt een benzodiazepine voorgeschreven om een ontspanning van de spieren te bewerkstelligen. Dit wordt echter liever niet gedaan, en zeker niet langdurig, vanwege bijwerkingen bij chronisch gebruik, bijvoorbeeld sterke afhankelijkheid. Ook het antidepressivum amitriptyline wordt wel in een lage dosering voorgeschreven bij chronische klachten van de kauwspieren.

Om een acute ontsteking te behandelen kan men intra-articulair corticosteroïden inspuiten. Corticosteroïden hebben een sterk ontstekingsremmende werking.

4.1.4 Operatieve behandelingen

Naast de niet-operatieve behandelingen zijn er natuurlijk de operatieve behandelingen. In deze paragraaf worden verschillende operatieve behandelingen kort behandeld.

Artrocentese

Door middel van het inbrengen van twee holle naalden – één voor de aanvoer en één voor de afvoer – wordt het kaakgewricht gespoeld met ongeveer 300 ml NaCl 0,9 % om zo ontstekingsweefsels en/of adhesies te verwijderen. Deze procedure vindt in principe onder lokale anesthesie plaats.

Artroscopie

De artroscopie is onder te verdelen in een diagnostische en een therapeutische artroscopie. Voor meer informatie zie de operatiebeschrijving in ▶par. 4.2.1.

Condylectomie

Verwijdering van het kaakkopje met de groeischijf bij een condylaire hyperplasie. Voor meer informatie zie de operatiebeschrijving in ▶par. 4.2.2.

Eminectomie

Hierbij wordt een deel van de kom van het kaakgewricht verwijderd. Hierdoor wordt een luxatie niet voorkomen, maar is deze door de patiënt gemakkelijk zelf te verhelpen. Voor meer informatie zie de operatiebeschrijving in ▶par. 4.2.3.

4.1.5 Postoperatief

Postoperatief krijgen patiënten een drukverband en wordt er zo snel mogelijk begonnen met oefeningen om de mobiliteit van het kaakgewricht te onderhouden en tevens om adhesies te voorkomen. Deze oefeningen worden ondersteund door fysiotherapie.

Complicaties

Complicaties komen nauwelijks voor. Wel kan het gebeuren dat er wat bloed in de gehoorgang komt. Patiënten kunnen hierdoor pijn en gehoorverlies krijgen. Door direct postoperatief een otoscopie te verrichten en het eventueel aanwezige bloed weg te zuigen is deze complicatie te voorkomen.

4.2 Operaties

4.2.1 Artroscopie

Specifieke informatie

Een artroscopie kan zowel diagnostisch als therapeutisch zijn. Bij een diagnostische scopie worden eventuele afwijkingen aan het temporomandibulaire gewricht beoordeeld en zo nodig kan er een biopsie van afwijkend weefsel worden genomen. Aandachtspunten zijn: de stand van de discus, de gewrichtskamers en de gewrichtsvlakken van het temporomandibulaire gewricht (TMG).

Bij een therapeutische scopie zijn er verschillende mogelijkheden.
- Lavage: hierbij spoelt men met verwarmd NaCl 0,9 % het TMG, met als doel het verwijderen van ontstekingsveroorzakers uit het gewricht.
- Lysis van adhesies: het verbreken van adhesies in de bovenste gewrichtskamer door het maken van een veegbeweging met de stompe troicart.
- Elektrocauterisatie: het stoppen van bloedingen en het inkorten van het retrodiscale weefsel door verschrompeling.
- Abrasie: verwijderen van stug of overmatig weefsel met behulp van een shaver.
- Het inbrengen van corticosteroïden bij synovitis.

operatie-indicaties	klachten van het TMG, meestal mechanische problemen van de discus articularis die onvoldoende reageren op conservatieve behandelingen, zoals fysiotherapie, splinttherapie en de geadviseerde leefregels ter ontlasting van het TMG
doel van de operatie	verwijderen van ontstekingsmateriaal
	verwijderen van adhesies
	hemostase
	inbrengen van corticosteroïden
	diagnostiek

Preoperatieve fase
Apparatuur
- lichtbron
- videocamera
- videomonitor
- infuusverwarmer

Specifieke benodigdheden
- net met scherpe en stompe troicarts en hulpinstrumentarium
- optieken 0° en 25°
- lichtkabel
- injectienaald 15 gauge
- spoelsysteem
- infuussysteem
- twee infuusverlengslangen

- driewegkraan
- 50 ml spuit
- deppertjes
- otoscoop
- fijn oorzuigbuisje
- lokaal anestheticum met adrenaline
- verwarmde spoelvloeistof, NaCl 0,9 %

Peroperatieve fase

De mond wordt geopend en afgeplakt met incisiefolie, omdat tijdens de operatie de onderkaak door de assistent moet kunnen worden bewogen zonder dat de assistent onsteriel wordt. Tijdens de hele ingreep wordt de mandibula door de assistent gemanipuleerd om een goed overzicht te hebben van het TMG. In een ventrocaudale positie wordt het beste overzicht verkregen.

In het oor wordt een deppertje geplaatst om te voorkomen dat er bloed in het oor komt, wat postoperatief gehoorverlies en pijn kan geven. De operatie begint met het inspuiten van 1-2 ml lokaal anestheticum met adrenaline ter bestrijding van de postoperatieve pijn en vermindering van het eventuele peroperatieve bloedverlies. Hierna wordt de gewrichtskamer opgespoten met 3-4 ml verwarmd NaCl 0,9 % om zo een distensie van de bovenste gewrichtskamer te krijgen.

Nadat distensie is verkregen, wordt een inferolaterale steekincisie gemaakt met een mesje 15, zodat de scherpe troicart in het gewricht kan worden ingebracht. Hierbij moet het kapsel, dat als een weerstand voelbaar is, worden gepuncteerd. Vervolgens wordt de scherpe troicart vervangen door een stompe troicart. Met een scherpe troicart kan men namelijk de gewrichtsoppervlakken beschadigen. Om de positie van de troicart in de bovenste gewrichtskamer te bepalen wordt de eminentia articularis afgetast. Is er onduidelijkheid over de positie van de troicart, dan zal er opnieuw moeten worden gepuncteerd.

Zodra de troicart zich in de juiste positie bevindt, wordt er 3-5 mm anterieur van de troicart een naald van 15 gauge in de bovenste gewrichtskamer ingebracht. Deze naald wordt gebruikt voor de outflow. Op de naald wordt een infuusverlengslang aangesloten, zodat de outflow in een bekkentje kan worden opgevangen. Het uiteinde van de verlengslang moet zodanig aan het bekkentje worden vastgemaakt, dat er een voortdurende controle van de outflow mogelijk is. De stompe troicart wordt vervangen door een 0° optiek, waaraan de videocamera en lichtkabel worden gekoppeld.

Voor het inflowsysteem wordt een infuusverlengslang op de schacht aangesloten. Aan het andere uiteinde van de infuusverlengslang plaatst men een 50 ml spuit waarop een driewegkraan wordt aangesloten. Hiermee wordt gedurende de scopie verwarmde spoelvloeistof opgetrokken uit de infuuszak. Via de infuusverlengslang wordt de verwarmde spoelvloeistof in het TMG gespoten door de operatieassistent. Het hele inflow- en outflowsysteem wordt nu getest door middel van het injecteren van 1 tot 2 ml spoelvloeistof. Omdat er gedurende de gehele ingreep een continue flow moet zijn, zijn de juiste posities van de troicart en de outflownaald essentieel. Controle van de juiste positie van de naald kan op de volgende twee manieren worden verkregen.

- Het terugstromen van de vloeistof is voelbaar en/of zichtbaar bij aspiratie.
- Tijdens het injecteren is de beweging van de mandibula voelbaar.

Als er een constante vloeistofstroom is, kan de artroscopie beginnen.

Posterieur, op de bodem in de bovenste gewrichtskamer, bevindt zich de synoviale membraan. Aan de hand hiervan kan men de positie van de artroscoop bepalen. Bij een juiste positie is, wanneer men naar ventraal kijkt, de posterieure helling van de eminentia zichtbaar.

De inspectie van de bovenste gewrichtskamer vindt plaats in een vaste volgorde. Deze is: vanuit de posterieure synoviale ruimte, via mediaan naar de anterieure recessus en lateraal via de intermediaire ruimte terug naar de beginpositie posterieur in de bovenste gewrichtskamer. Hiermee is de scopie ten einde.

Voor een therapeutische scopie wordt er zo nodig een tweede schacht ingebracht, de zogenoemde werkschacht. Het hulpinstrumentarium, onder andere schaartjes en verschillende paktangen, kan hierdoor worden ingebracht. De werkschacht kan op twee plaatsen worden ingebracht, namelijk via een anterolaterale benadering en/of via de uitwendige gehoorgang. Ook wordt soms gewerkt door de schacht waarin de scoop zich bevond. In dat geval wordt er min of meer blind gemanipuleerd.

Zodra de artroscopie ten einde is, worden de schacht met het optiek, de werkschacht en de inflownaald verwijderd. De huid wordt gesloten met een atraumatische niet-resorbeerbare USP 5-0 hechting met een naaldvoerder vlg. Hegar en een chirurgisch pincet vlg. Gillies. Na het sluiten wordt het deppertje uit het oor verwijderd en wordt een otoscopie gedaan om te controleren of er bloed in het oor is gekomen. Is er bloed in het oor aanwezig, dan wordt dat met een fijne oorzuigbuis weggezogen.

De wondjes en het gezicht worden schoongemaakt.

Postoperatieve fase
De patiënt krijgt pijnbestrijding en zal worden nabehandeld door de fysiotherapeut.

Verbinden
Op de wondjes worden hechtstrips geplakt.
De patiënt krijgt soms gedurende een dag een drukverband om uitwendige compressie te geven en hematoomvorming te voorkomen.

Kortetermijncomplicaties
Pijn in het oor door bloed in het oor.
Gehoorverlies door bloed in het oor.
Soms klaagt de patiënt over duizeligheid.

4.2.2 Condylectomie

Specifieke informatie
Bij een condylaire hyperactiviteit ontstaat er een geleidelijke en in toenemende mate asymmetrie van de mandibula. De mandibula verplaatst zich met de kinpunt naar de niet-aangedane zijde. Andere kenmerken zijn een verlaging van de kaakhoek aan de aangedane zijde, een gekanteld occlusievlak, een verhoging van het corpus mandibula en een afwijkende tandstand.

De patiënt komt meestal met klachten van de asymmetrie van zijn gelaat, slecht passende occlusie en soms kaakgewrichtsklachten aan de niet-aangedane zijde. Er vindt onderzoek plaats. Er wordt onder andere een botscan gemaakt om de activiteit in het groeicentrum aan te tonen. Het groeicentrum bevindt zich op de overgang van het kraakbeen naar bot in het kaakkopje.

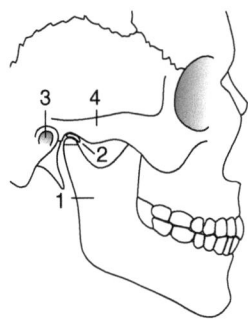

1 caput mandibula van de processus condylaris
2 discus articularis
3 meatus acusticus externa
4 tuberculum articulare eminentia

Figuur 4.4 Doorsnede van het kaakgewricht na condylectomie

De behandeling bestaat uit het verwijderen van het groeicentrum door het oppervlakkige deel van het kaakkopje te verwijderen (fig. 4.4). Hierdoor komt de afwijkende groei tot stilstand. De asymmetrie blijft nog bestaan en wordt op andere wijze (meestal met kaakosteotomie) in tweede instantie behandeld.

Veel patiënten zijn door de orthodontist voorbehandeld met vaste apparatuur en krijgen intermaxillaire elastiekjes voor occlusieherstel. Patiënten zonder orthodontische apparatuur krijgen spalken of eyelets. Eyelets zijn van rvs gedraaide oogjes die aan de elementen worden gefixeerd en waaraan de intermaxillaire elastiekjes kunnen worden bevestigd.

operatie-indicatie   condylaire hyperactiviteit
doel van de operatie   het verwijderen van het groeicentrum van het temporomandibulaire gewricht

Preoperatieve fase
Apparatuur
- boormotor
- lichtbron

Specifieke benodigdheden
- goudvijlen vlg. Reich
- lichtkabel
- otoscoop
- deppertjes
- fijn oorzuigbuisje
- hardstalen boortjes
- staaldraad in de dikten 0,4 en 0,5 mm voor het aanbrengen van de spalken of eyelets
- elektrische boor met spoelmogelijkheid op het handvat

Peroperatieve fase
Er wordt symmetrisch afgedekt, waarbij de ooghoeken vrij worden gelaten om de functie van de oogtakjes van de nervus facialis peroperatief te kunnen beoordelen. Het verloop van de verschillende takjes van de nervus facialis kent diverse varianten en dus kunnen takjes door het operatiegebied lopen. De mond wordt geopend en afgeplakt met incisiefolie, omdat

tijdens de operatie de onderkaak door de assistent moet kunnen worden bewogen zonder dat de assistent onsteriel wordt. In het oor wordt een deppertje geplaatst om te voorkomen dat er bloed in het oor komt, wat postoperatief gehoorverlies en pijn kan geven.

Eerst wordt de pre-auriculaire hockeystickincisie met een stift afgetekend, waarna de huid, subcutis en spierlaag met een mesje 15 en een chirurgisch pincet vlg. Gillies worden doorgenomen tot op de fascia temporalis. Er worden twee drietands-haakjes vlg. Volkmann geplaatst om de wond open te houden. Vervolgens wordt er op geleide van de fascia temporalis en de kraakbenige gehoorgang in de richting van de arcus zygomaticus verder geprepareerd met een schaar vlg. Jameson en een chirurgisch pincet vlg. Gillies. Door de fascia temporalis wordt een schuine incisie naar anterior en caudaal gemaakt met een mesje 15 en een pincet vlg. Gillies.

Zodra er voldoende is vrijgeprepareerd, wordt het kaakgewricht caudaal opgezocht. Ter herkenning van het kaakgewricht zal de assistent de mandibula intraoraal manipuleren.

Hierna wordt een incisie in het gewrichtskapsel gemaakt. Met een rasparatorium vlg. Freer of Williger wordt het kapsel opengewerkt en het kaakkopje in het zicht gebracht. Met een hardstalen fissuurboor wordt het kaakkopje hoog doorgenomen. Het kaakkopje wordt gefixeerd met een arterieklem vlg. Crile en vervolgens verwijderd.

Er vindt inspectie plaats van de resterende randen van het collum mandibula. De randen worden bijgewerkt met een vijl vlg. Reich. Daarna moet goed worden gespoeld met NaCl 0,9 % om het slijpsel te verwijderen. Het oppervlak en de bewegingsmogelijkheid van het kaakgewricht worden gecontroleerd. Als er een goede beweging mogelijk is, wordt de wond in lagen gesloten. Het kapsel wordt gesloten met een resorbeerbare atraumatische hechting USP 4-0 en een kleine scherpe naald en een naaldvoerder vlg. Hegar en een chirurgisch pincet vlg. Gillies. De subcutis wordt gesloten met een resorbeerbare atraumatische USP 3-0 hechting met een ronde naald en de huid met een niet-resorbeerbare atraumatische USP 3-0 hechting.

Het deppertje wordt uit het oor verwijderd en er wordt een otoscopie gedaan om te controleren of er bloed in het oor is gekomen. Indien nodig zal het bloed met een fijne oorzuigbuis worden weggezogen. De wond en het gezicht worden schoongemaakt.

Postoperatieve fase
Verbinden

Op de wond worden hechtstrips geplakt.
De patiënt krijgt gedurende twee dagen een drukverband om uitwendige compressie te geven en zo een hematoom te voorkomen.

Kortetermijncomplicaties

Pijn in het oor door bloed in het oor.
Gehoorverlies door bloed in het oor.

Langetermijncomplicaties

Uitval van de oogtak nervus fascialis.
Ontstaan van het syndroom van Frey: zweetkliertjes aan de geopereerde zijde worden tijdens het eten geprikkeld in plaats van de parotis, waardoor de patiënt aan die zijde ongecontroleerd gaat transpireren. Dit is een gevolg van laesies van zenuwuiteinden, die door de parotis lopen en betrokken zijn bij de speekselproductie.

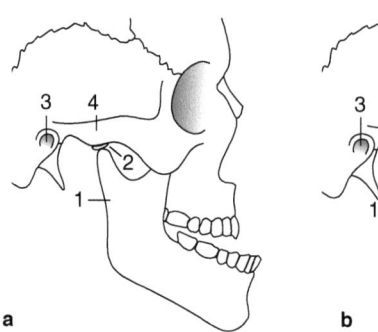 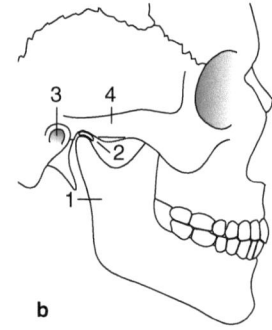

1 caput mandibula van de processus condylaris
2 discus articularis
3 meatus acusticus externa
4 tuberculum articulare eminentia

Figuur 4.5 a Doorsnede van het kaakgewricht bij kaakluxatie. b Doorsnede van het kaakgewricht na eminectomie

4.2.3 Eminectomie

Specifieke informatie
Bij een kaakluxatie (fig. 4.5a) staat het kaakkopje vóór de kom, waardoor een plotselinge bewegingsbeperking optreedt en de patiënt zijn mond niet meer kan sluiten. Bij een eminectomie (fig. 4.5b) wordt de eminentia articularis verlaagd, waardoor er een situatie wordt verkregen waarbij het kaakkopje gemakkelijk in de fossa terug kan komen bij een luxatie. De luxatie neiging zelf verandert niet.

operatie-indicatie	operatieve behandeling van habituele kaakluxatie na falen van conservatieve therapie
doel van de operatie	het reduceren van de eminentia articularis

Preoperatieve fase
Apparatuur
- boormotor
- lichtbron

Specifieke benodigdheden
- hardstalen boortjes
- lichtkabel
- otoscoop
- fijn oorzuigbuisje
- deppertjes
- steriele tekenpen
- elektrische boor met spoelmogelijkheid op het handvat

Peroperatieve fase

De mond wordt geopend en afgeplakt met incisiefolie, omdat tijdens de operatie de onderkaak door de assistent moet kunnen worden bewogen zonder dat de assistent onsteriel wordt. In het oor wordt een deppertje geplaatst om te voorkomen dat er bloed in het oor komt, wat postoperatief gehoorverlies en pijn kan geven.

Hierna wordt de pre-auriculaire hockeystickincisie met een stift afgetekend. De incisie loopt voor het oor langs ongeveer 4 mm van het oorkraakbeen en wordt gemaakt met een mesje 15 en een chirurgisch pincet vlg. Gillies. Op geleide van de diepe fascia temporalis en de kraakbenige gehoorgang wordt het kapsel van het gewricht geïdentificeerd, waarbij het vrijprepareren gebeurt met een prepareerschaar vlg. Jameson en een chirurgisch pincet vlg. Gillies.

Er vindt voortdurende hemostase plaats met een chirurgisch pincet vlg. Gillies en diathermie. Indien nodig worden de bloedvaten onderbonden met resorbeerbaar USP 3-0 hechtmateriaal. Nadat de huidlap is vrijgeprepareerd, worden er twee atraumatische resorbeerbare USP 3-0 hechtingen aangebracht met een naaldvoerder vlg. Hegar en een chirurgisch pincet vlg. Gillies, waarop aan het einde een klem vlg. Mosquito wordt geplaatst. Hiervoor kan men ook de zogenoemde Scotts retractors gebruiken. Dit zijn kleine scherpe eentands-haakjes met daaraan een siliconenslangetje, dat als teugel kan dienen. De hechtingen dienen nu als teugel en vergroten het zicht op het operatiegebied.

Hierna wordt het kapsel met het periost gekliefd en wordt het periost afgeschoven met een rasparatorium vlg. Freer of Williger. Nu kan het gewricht met de eminentia worden benaderd. Met een hardstalen ronde boor wordt de eminentia articularis geperforeerd. Met een osteotoom vlg. Epker en een hamer vlg. Hajek wordt er een osteotomie gemaakt in de eminentia. Het botfragment wordt gemobiliseerd met behulp van een rasparatorium vlg. Freer of Williger en de eminentia articularis wordt verwijderd met een arterieklem vlg. Crile.

De wond wordt in lagen gesloten met atraumatisch resorbeerbaar USP 4-0 hechtmateriaal met een ronde naald en een naaldvoerder vlg. Hegar en een chirurgisch pincet vlg. Gillies. De huid wordt gesloten met een niet-resorbeerbare USP 5-0 hechting.

Na het sluiten wordt het deppertje uit het oor verwijderd en wordt een otoscopie verricht om te controleren of er bloed in het oor is gekomen. Mocht er bloed in het oor aanwezig zijn, dan wordt dit met een fijne zuigbuis weggezogen. De wond en het gezicht worden schoongemaakt.

Postoperatieve fase
Verbinden

De wond wordt afgeplakt met hechtstrips.
De patiënt krijgt gedurende twee dagen een drukverband om uitwendige compressie te geven en hematoomvorming te voorkomen.

Kortetermijncomplicaties

Pijn in het oor door bloed in het oor.
Gehoorverlies door bloed in het oor.

Preprothetische chirurgie en implantologie

5.1	Inleiding – 90
5.1.1	Geschiedenis – 90
5.1.2	Indicaties – 91
5.1.3	Preoperatief – 92
5.1.4	Behandelingen – 92
5.1.5	Postoperatief – 94
5.2	Operaties – 94
5.2.1	Bottransplantaat uit de crista iliaca – 94
5.2.2	Omslagplooiplastiek/mondbodem-vestibulumplastiek – 96
5.2.3	Sinusbodemelevatie – 99
5.2.4	Plaatsen van tandwortelimplantaten – 101

© Bohn Stafleu van Loghum is een imprint van Springer Media B.V., onderdeel van Springer Nature 2018
A. Schuurkamp en A. Detmar-van der Meulen, *Mond-, kaak- en aangezichtschirurgie*, Operatieve zorg en technieken, https://doi.org/10.1007/978-90-368-2109-4_5

5.1 Inleiding

Reconstructieve preprothetische chirurgie omvat de ingrepen die nodig zijn om het door verschillende oorzaken ongeschikt geraakte kaakbot geschikt te maken voor het plaatsen van tandwortelimplantaten (◘ fig. 5.1) en/of het dragen van een gebitsprothese.

Implantologie is het deelgebied binnen de tandheelkunde en de mond-, kaak- en aangezichtschirurgie dat zich bezighoudt met het plaatsen van tandwortelimplantaten. De tandheelkundige implantaten zijn schroeven van titanium die in het kaakbot worden geplaatst. Doordat het kaakbot tegen het oppervlak van de schroef groeit, wordt de schroef verankerd. Hierna is het mogelijk op de implantaten een of meer kronen, een brug of een gebitsprothese te bevestigen.

5.1.1 Geschiedenis

Bekend is dat de oude Egyptenaren, Romeinen en Inca's al implantaten plaatsten. Als materiaal gebruikten zij bijvoorbeeld steen, ijzer of ivoor. Eind jaren negentig van de vorige eeuw werd er in Frankrijk nog een schedel gevonden van een Romein die de trotse bezitter was van een ijzeren gebitsimplantaat. Dit implantaat was zo goed in de kaak verankerd dat het voor de eigenaar mogelijk moet zijn geweest ermee te kauwen. Het principe van een implantaat is dus al eeuwen oud, maar het materiaal en de technieken zijn sterk verbeterd.

Halverwege de twintigste eeuw kwam het plaatsen van tandwortelimplantaten meer in de belangstelling te staan. De implantaten die toen werden gebruikt, waren gemaakt van vitalium, een metaallegering op basis van onder andere kobalt, chroom en molybdeen, die weinig allergische reacties geeft. Het waren frame-implantaten, bedoeld om een onder- en/of bovenprothese te dragen. Ze bestonden uit meerdere pijlers die in twee tempi subperiostaal werden ingebracht. Het grootste nadeel van deze subperiostale frame-implantaten was dat bij een infectie alle pijlers werden aangetast, doordat de infectie zich subperiostaal gemakkelijk kon uitbreiden. Het gevolg was dat het hele implantaat moest worden verwijderd en dat het desbetreffende kaakbot grotendeels verloren ging.

In de jaren zeventig kwam de ontwikkeling van transimplantaten en enossale implantaten (door het bot en in het bot) op gang.

Transossale implantaten (transmandibulaire implantaten, TMI) worden via een extraorale benadering ingebracht, gaan dwars door de kaak heen en komen zo in de mondholte uit. Transossale implantaten kunnen worden gebruikt bij patiënten met een atrofische, edentate onderkaak.

Door de opkomst van enossale implantaten worden transossale implantaten nauwelijks nog geplaatst. Enossale implantaten zijn de implantaten die we vandaag de dag veel gebruiken. Zij worden transoraal ingebracht. Doordat zij in het bot worden geschroefd, kunnen zij zich daar door middel van vergroeiing met het omliggende bot (osseo-integratie) verankeren.

Het materiaal van deze schroefimplantaten bestaat uit titanium. Het oppervlak van de schroeven wordt bewerkt om de osseo-integratie te bevorderen. Het oppervlak wordt verruwd en soms wordt het ook bewerkt met een speciale coating.

Het gebruik van enossale implantaten beperkt zich niet alleen tot de tandheelkundige toepassingen; het principe wordt ook gebruikt om bijvoorbeeld een aangezichtsprothese (oor-, neus- of oogprothesen) te fixeren. De fixatie met behulp van een implantaat is vele malen beter dan met huidlijm. Bovendien is het veel patiëntvriendelijker in het gebruik.

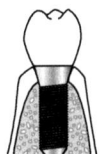

 Figuur 5.1   Tandwortelimplantaat

5.1.2 Indicaties

Naast congenitale afwijkingen zijn reconstructies na een oncologische ingreep of na een trauma indicaties om over te gaan tot het plaatsen van tandwortelimplantaten. Tandwortelimplantaten kunnen worden toegepast om een gebitsprothese beter te verankeren of om één of meer gebitselementen te vervangen. De keuze voor het plaatsen van implantaten ter bevestiging van een gebitsprothese heeft deels te maken met de kwaliteit en kwantiteit van het kaakbot.

Wanneer kaakbot geen gebitselementen meer bevat, stopt de aanmaak van nieuw bot. Doordat de processus alveolaris geen functie meer heeft, geen steun meer geeft aan tanden of kiezen, treedt er resorptie van het botweefsel op ter hoogte van de processus alveolaris. Het gevolg is dat de hoogte en de breedte van de kaakwal afnemen, waardoor een gebitsprothese op den duur losser gaat zitten. Een loszittende prothese kan verschillende klachten geven, zoals:
- pijn, doordat door de verkeerde druk drukplekken op de mucosa ontstaan;
- last met kauwen en praten;
- een veranderd uiterlijk: het gezicht rondom de mond is meer ingevallen.

Door al deze klachten kan de omgang met andere mensen moeizaam zijn.

De mate van resorptie van de kaakwal kan worden weergegeven in bepaalde classificaties. Er worden verschillende classificaties gebruikt, bijvoorbeeld de classificatie vlg. Cawood en Howell. Hierbij wordt de kwantiteit van het oorspronkelijke botvolume weergeven in zes stadia. Ook is er nog de classificatie van Lekholm en Zarb, waarin de verhouding tussen de hoeveelheid corticaal bot en de hoeveelheid spongieus bot (de kwaliteit) wordt weergegeven.

Het bot van de mandibula resorbeert zonder elementen veel sneller dan het bot van de maxilla. Klachten over de gebitsprothese hebben dan ook voornamelijk betrekking op de onderprothese. Klachten over de bovenprothese hebben vaker te maken met intolerantie voor de prothese dan met het loszitten van de prothese door botresorptie.

Een oplossing voor genoemde problemen is het dragen van een gebitsprothese die is bevestigd aan implantaten in het kaakbot. Voor het plaatsen van implantaten is dan wel voldoende kaakbotvolume nodig.

Het loszitten van een volledige gebitsprothese ten gevolge van voortgeschreden botresorptie is een van de belangrijkste redenen om implantaten te plaatsen. Het is echter ook de reden dat het vaak niet mogelijk is zonder extra chirurgie een implantaat te plaatsen. Wanneer het kaakbot te weinig volume heeft, is het niet mogelijk een implantaat te plaatsen. Om dit probleem op te lossen is er pre-implantologische chirurgie nodig, in dit geval een botopbouw.

Het principe van de pre-implantologische botopbouw is het vermeerderen van het kaakbot met behulp van bij voorkeur een autoloog bottransplantaat, zodat er in een later stadium implantaten kunnen worden geplaatst.

5.1.3 Preoperatief

Anamnese

De anamnese richt zich vooral op de tandheelkundige en psychosociale status, maar ook op de medische voorgeschiedenis van de patiënt.

Lichamelijk onderzoek

Het lichamelijk onderzoek bestaat uit een extra- en een intraoraal onderzoek. Het extraorale onderzoek bestaat voornamelijk uit het bekijken van het kaakgebied en het gelaatsprofiel. Bij het intraorale onderzoek kijkt men naar de status van het gebit. Indien de patiënt een gebitsprothese draagt, wordt deze uitgenomen en wordt er gekeken naar de effecten van de prothese op het onderliggende weefsel. Is er irritatie van de mucosa, zijn er drukplekken of is er een flabby ridge? Bij een flabby ridge is het kaakbot zo sterk geslonken dat er een soort ribbel is ontstaan van mucosa. Deze kan zonder al te veel problemen door middel van een excisie worden verwijderd.

Ook bekijkt men het volume van het kaakbot, de mate waarin de processus alveolaris is geresorbeerd en of er scherpe randen of in- of uitstulpingen van het kaakbot zijn.

Aanvullend onderzoek

Het aanvullend onderzoek bestaat uit röntgenfoto's. Veelgebruikte conventionele opnamen zijn het orthopantomogram en de laterale schedelprofielfoto. Hierop is te zien hoeveel kaakbot er is overgebleven en wat de hoogte van het kaakbot is. Ook is het mogelijk enigszins de kwaliteit van het bot te beoordelen. Tegenwoordig wordt er ook veel gebruikgemaakt van computertomografie waarbij driedimensionale afbeeldingen mogelijk zijn, bijvoorbeeld cone-beam-CT.

Om te bepalen of een patiënt voor een implantologische behandeling in aanmerking komt, zijn de kwantiteit en de kwaliteit van het kaakbot en de weke delen erg belangrijk. De kwantiteit is van belang vanwege het aantal te plaatsen implantaten. De kwaliteit, de verhouding van spongiosa en corticaal bot, is van belang om het succes van de te plaatsen implantaten te kunnen voorspellen. Ook zijn de röntgenfoto's nodig om de pre- en postoperatieve situatie van het kaakbot en de geplaatste implantaten te kunnen vergelijken.

5.1.4 Behandelingen

Als na zorgvuldig onderzoek geen contra-indicaties zijn vastgesteld, zal de implantologische behandeling door de tandarts-implantoloog of de kaakchirurg worden uitgevoerd. In het ziekenhuis vinden deze behandelingen meestal poliklinisch plaats en slechts bij uitzondering op de klinische OK.

Een behandelplan gaat uit van een top-downbenadering. Het plan wordt opgesteld op basis van het gewenste eindresultaat. Het is belangrijk vooraf een compleet en gedetailleerd prothetisch behandelplan op te stellen en hier tijdens het hele traject in principe niet van af te wijken.

Het kan voorkomen dat het volume van het kaakbot zodanig is dat er geen implantaten kunnen worden geplaatst. Om dit te verbeteren is er pre-implantologische chirurgie noodzakelijk. Hierbij wordt met behulp van een autoloog bottransplantaat het kaakbot vermeerderd. Meestal gebruikt men de crista iliaca als donorplaats, maar soms wordt ook de mandibula (kin of retromandibulair gebied) gebruikt. Dit laatste heeft als voordeel dat er maar één operatieplaats is en patiënten eerder naar huis kunnen. Het nadeel is dat het transplantaat qua volume beperkt is. Andere donorplaatsen zijn onder andere de ribben, de tibia en de schedel.

Er zijn verschillende chirurgische technieken om met behulp van een bottransplantaat het kaakbot te vermeerderen.

Sandwichtechniek

De sandwichtechniek wordt niet vaak meer gebruikt. Hierbij wordt de mandibula tussen de beide foramina mentalia in het horizontale vlak doorgenomen. Een klein stukje voor de foramina wordt met een verticale zaagsnede een stuk mandibula losgemaakt, zodat een deel van de bovenrand van de mandibula naar craniaal kan worden bewogen. De nu ontstane ruimte wordt opgevuld met het bottransplantaat en het geheel wordt gefixeerd met osteosyntheseschroeven of perimandibulaire draden.

Een voorwaarde hiervoor is dat de bothoogte minimaal 7 mm is, omdat er anders een grote kans bestaat dat de mandibula fractureert. Het risico van deze techniek is de kans op postoperatieve sensibiliteitsstoornissen van de nervus mentalis.

Onlaytechniek

Hierbij wordt het bottransplantaat op de processus alveolaris gelegd volgens de verticale of horizontale onlaytechniek en vervolgens gefixeerd met osteosyntheseschroeven.

Sinusbodemelevatie

Bij een sinusbodemelevatie wordt in de zijdelingse delen van de bovenkaak de kaakhoogte vergroot, zodat implantaties mogelijk worden. Hierbij wordt de sinus maxillaris via een luikje in de laterale wand benaderd en opgevuld met een bottransplantaat of een botvervanger.

Omslagplooiplastiek

Indien er alleen een wekedelenprobleem is waardoor een gebitsprothese niet goed blijft zitten, is het mogelijk dit te verbeteren door een omslagplooiplastiek. De toepassing van tandwortelimplantaten heeft deze preprothetische ingreep wat naar de achtergrond verdrongen.

Bottransplantaat

Is de kaakwal te smal, dan kan met een bottransplantaat de processus alveolaris worden verbreed. Het transplantaat wordt vastgezet met osteosyntheseschroeven. Pas in een later stadium kunnen de implantaten worden geplaatst. Dit is in de meeste gevallen na ongeveer vier maanden.

Bij het plaatsen van bottransplantaten wordt vaak gebruikgemaakt van collageenmembranen. Ze dienen als maintainer, om het bottransplantaat te beschermen tegen resorptie en tevens ter voorkoming van ingroei van weke delen tussen het kaakbot en het bottransplantaat. De membranen zijn gemaakt van verschillende soorten materiaal. Er worden resorbeerbare membranen van dierlijk of synthetisch collageen gebruikt, maar ook niet-resorbeerbare gemaakt van e-PTFE (expanded polytetrafluoro-ethyleen), soms zelfs versterkt met titanium. Welk materiaal er wordt gebruikt, is vaak afhankelijk van de ervaringen en persoonlijke voorkeur van de operateur.

De membranen moeten in ieder geval aan een aantal eisen voldoen. Ze moeten lichaamsvriendelijk zijn en goed vormbaar, ze moeten ingroei van weke delen voorkomen en als space maintainer kunnen dienen.

5.1.5 Postoperatief

Buiten de bekende chirurgische complicaties, zoals infecties en nabloedingen, zijn botnecrose door onvoldoende boorkoeling en een fractuur de belangrijkste complicaties. Deze complicaties hebben meestal tot gevolg dat het implantaat moet worden verwijderd. Patiënten worden vaak onder een antibioticumprofylaxe geopereerd.

Overbelasting, bijvoorbeeld knarsen en klemmen, en onvoldoende mondhygiëne zijn de belangrijkste oorzaken van het verlies van implantaten. Beschadiging van de nervus alveolaris inferior komt voor, evenals beschadiging van een buurelement tijdens het plaatsen van het implantaat.

5.2 Operaties

5.2.1 Bottransplantaat uit de crista iliaca

Specifieke informatie

Een bottransplantatie wordt uitgevoerd als er een tekort aan botvolume aanwezig is. Dit tekort ontstaat door botresorptie en als gevolg van het ontbreken van bot na een trauma of na een oncologische resectie. Het bottransplantaat wordt gebruikt om het botvolume te vermeerderen.

Als donorplaats kunnen worden gebruikt: de mandibula, de ribben, de tibia en de crista iliaca. De donorplaats is afhankelijk van de hoeveelheid benodigd bot. Een transplantaat wordt bij voorkeur uit de crista iliaca genomen omdat hier een relatief groot volume bottransplantaat kan worden geoogst. Het bottransplantaat kan met behulp van schroeven van titanium aan het nog aanwezige kaakbot worden gefixeerd.

operatie-indicatie	te weinig botvolume als gevolg van botresorptie of na een trauma
doel van de operatie	afnemen en plaatsen van een bottransplantaat uit de crista iliaca

Preoperatieve fase
Apparatuur
- boor-/zaagmotor

Specifieke benodigdheden
- heup-/kaaknet met botinstrumentarium
- boor-/zaagnet
- steriele tekenpen
- epiduraal setje
- infuusfilter
- vacuüm wonddrain met bijbehorend opvangsysteem
- 12 ml luerlockspuit
- bupivacaïne 0,25 %
- hemostaticum

Peroperatieve fase

Er wordt door twee teams simultaan geopereerd. Het ene team zal uit de crista iliaca anterieur een corticospongieus bottransplantaat oogsten en het andere team zal de receptorplaats voorbereiden, het bottransplantaat modelleren, aanbrengen en fixeren op de maxilla of de mandibula.

De mondholte wordt door de aanwezigheid van de mondflora als onsteriel gebied beschouwd. De donorplaats, de bekkenkam, wordt als steriel gebied beschouwd. Om contaminatie van de donorplaats te voorkomen mag het instrumentarium dat in de mond wordt gebruikt, niet in de bekkenkam worden gebruikt. De teams onderling mogen ook niet wisselen van de mond naar de bekkenkam.

Onder de te opereren heup van de patiënt wordt een zandzak of molton gelegd, zodat de bekkenkam van de patiënt naar boven komt te liggen. De heup wordt vierkant afgedekt en de mond wordt standaard afgedekt.

De plek van de incisie wordt aangegeven met een steriele tekenpen. Hierna volgt de incisie door de huid en het klieven van de subcutis in lagen tot op het periost met een mesje 10. Het periost wordt gekliefd met een mesje 10 en van de tabula interna afgeschoven met een rasparatorium vlg. Freer, Williger, Vos of Farabeuf. Wanneer de tabula interna à vue is, wordt een hevel vlg. Hohman achter de tabula geplaatst en de plek van de botdonatie wordt gemarkeerd met een osteotoom vlg. Lambotte.

Het bottransplantaat kan nu volgens twee methoden worden uitgenomen: door gebruik te maken van een gehoekte zaag of met behulp van een osteotoom vlg. Lambotte of Kiel en een hamer vlg. Hajek. Welke methode wordt gebruikt, is afhankelijk van de voorkeur van de operateur. Het bottransplantaat dat uit de crista iliaca wordt geoogst, wordt bewaard in een kom met NaCl 0,9 %. Hier mogen géén gazen in liggen in verband met de mogelijkheid van het loslaten van draadjes uit de gazen. Er moet voldoende bot worden geoogst omdat er in principe niet vanuit de mond terug kan worden gegaan naar de bekkenkam.

Op de plek van de botdonatie wordt een hemostaticum aangebracht omdat vanuit het spongieuze bot bloedverlies kan optreden. Hier kan niet worden gecoaguleerd. Hierna wordt via de huid een epidurale katheter ingebracht en in het wondbed achtergelaten, voor postoperatieve lokale pijnbestrijding. De wond aan de crista iliaca zal de patiënt veel postoperatieve pijn geven. Aan de epidurale katheter wordt een bacteriefilter bevestigd en een 12 ml luerlockspuit gevuld met bupivacaïne 0,25 %.

Een vacuüm wonddrain wordt ingebracht en vastgehecht aan de huid met een atraumatische niet-resorbeerbare USP 2-0 hechting. Hierna wordt de wond in lagen gesloten met een resorbeerbare USP 2-0 hechting voor de fascie, een atraumatische resorbeerbare USP 3-0 hechting voor de subcutis en een atraumatische niet-resorbeerbare USP 3-0 hechting voor de huid met een naaldvoerder vlg. Hegar en een chirurgisch pincet vlg. Gillies. Via de epidurale katheter wordt 2 ml bupivacaïne 0,25 % ingespoten voor lokale pijnbestrijding.

Om te voorkomen dat door de werking van de vacuüm wonddrain de ingespoten bupivacaïne direct weer wordt weggezogen, wordt deze gedurende ongeveer een kwartier dichtgezet. Zo kan de ingespoten bupivacaïne infiltreren in het weefsel en de pijn lokaal bestrijden.

De wond wordt schoongemaakt en afgeplakt met hechtstrips en een wondpleister. De spuit met bupivacaïne 0,25 % wordt op het bovenbeen van de patiënt vastgeplakt.

Postoperatieve fase
Medicatie

De patiënt krijgt postoperatief volgens schema (1 ml à 4 uur) bupivacaïne 0,25 % gedurende 24-48 uur via de epidurale katheter ingespoten. Voorafgaand aan het inspuiten van de bupivacaïne wordt de vacuüm wonddrain dichtgezet en na ongeveer een kwartier weer opengezet. Op deze manier kan de bupivacaïne infiltreren in het weefsel en de postoperatieve pijn lokaal bestrijden.

Kortetermijncomplicaties

Postoperatieve pijn op de donorplaats.
Fractuur van de voorste bekkenkam ten gevolge van 'verzwakking'.

5.2.2 Omslagplooiplastiek/mondbodem-vestibulumplastiek

Specifieke informatie

Als gevolg van botresorptie liggen de spieraanhechtingen relatief hoog op het kaakbot, waardoor een gebitsprothese niet goed blijft zitten. Het is mogelijk dit te verbeteren door het uitvoeren van een omslagplooiplastiek. Deze plastiek kan zowel in de mandibula als in de maxilla worden uitgevoerd.

Voor het uitvoeren van een omslagplooiplastiek is een palatummucosatransplantaat of een huidtransplantaat nodig. Bij het gebruik van een palatummucosatransplantaat wordt, met behulp van een mucotoom, een mucosalapje van het palatum genomen. Dit transplantaat heeft de voorkeur omdat dit goed bestand is tegen mechanische druk. Het nadeel is dat er maar een beperkte hoeveelheid beschikbaar is.

Huidtransplantaten zijn wel in ruime mate aanwezig, maar hebben nogal wat nadelen, onder andere haargroei in de mondholte, droogheid en een verhoogde kans op een schimmelinfectie. Bovendien is een huidtransplantaat ongeschikt als er in de toekomst tandwortelimplantaten zijn gepland. Het huidtransplantaat blijft de eigenschappen van huid behouden en gaat onder andere schilferen, en daardoor kan de mond niet goed worden schoongehouden.

operatie-indicatie	wanneer het dragen van een gebitsprothese door de voortgaande resorptie van de processus alveolaris niet goed meer mogelijk is
doel van de operatie	het creëren van een omslagplooi die zoveel diepte heeft dat een nieuwe gebitsprothese beter blijft zitten

Preoperatieve fase
Apparatuur

- boormotor
- waterkoker
- gasbrander
- extra werktafeltje

Specifieke benodigdheden

- net met instrumentarium voor het plaatsen van de perimandibulaire draden
- net met osteosyntheseschroeven
- mucotoom of dermatoom

- deppertjes
- vaseline
- lokaal anestheticum met adrenaline
- water
- alloplastisch materiaal
- impression compound
- elastische pleister van 2 cm breed

Indien er een huidtransplantatie plaatsvindt:
- elektrisch dermatoom met disposable mes
- paraffine
- lokaal anestheticum met adrenaline
- wondfolie
- synthetische watten
- elastische zwachtel

Peroperatieve fase

Bij deze operatie is er een transplantaat nodig. Er zijn twee mogelijke donorplaatsen, namelijk het bovenbeen en het palatum durum. Indien gebruik wordt gemaakt van een huidtransplantaat van het bovenbeen, moet dit als eerste worden afgenomen. De wond op het bovenbeen mag namelijk niet gecontamineerd worden met de mondflora van de patiënt.

Het bovenbeen wordt gedesinfecteerd met chloorhexidine en vierkant afgedekt. De huid van de donorplaats wordt ingesmeerd met paraffine. Met behulp van een elektrisch dermatoom wordt een huidlapje van de gewenste dikte van het bovenbeen afgeschaafd. Op de wond van het bovenbeen wordt, direct na het afnemen van het huidtransplantaat, een gaas dat gedrenkt is in lokaal anestheticum met adrenaline gelegd om lokale hemostase te bewerkstelligen. De mond wordt op de standaardmanier afgedekt.

Een omslagplooiplastiek kan zowel in de mandibula als in de maxilla worden uitgevoerd.

Procedure bij operatie in de mandibula

Als er gebruik wordt gemaakt van een palatummucosatransplantaat vindt de operatie alleen intraoraal plaats. Hierbij wordt met een mucotoom een mucosalapje van het palatum durum afgenomen. De donorplaats hoeft niet te worden bedekt.

Nadat de mondspreider vlg. Denhart, de wanghaak vlg. Sternberg en de gebogen tongspatel vlg. McIvor zijn ingebracht, wordt de plaats van de incisie geïnfiltreerd met een lokaal anestheticum met adrenaline. Met een mesje 15 wordt een incisie gemaakt in de mucosa op de bovenrand van de kaakwal van de onderkaak.

Met een met NaCl 0,9 % vochtig gemaakt deppertje op een klem vlg. Pean wordt de mucosa afgeschoven. De afgeschoven mucosa wordt diep in de omslagplooi vastgezet met enkele atraumatische resorbeerbare USP 3-0 hechtingen met een naaldvoerder vlg. Hegar en een chirurgisch pincet vlg. Gillies.

De spieren van de mondbodem worden gekliefd met een mesje 15 of een schaar vlg. Metzenbaum. Met een nieuw mesje 15 wordt een incisie aan de vestibulaire zijde gemaakt. De spieren van de kin worden afgeschoven met een mesje 15 of een schaar vlg. Metzenbaum. De aanhechting van de musculus mentalis mag niet te ver worden losgemaakt omdat dan postoperatief een sagging chin kan ontstaan. Er is nu een kam van de mandibula ontstaan. Met behulp van een rasparatorium vlg. Freer worden de randen gladgemaakt. Soms is hier een frees voor nodig.

Op het extra werktafeltje wordt de gebitsprothese van de patiënt gemodelleerd. Hiervoor kan alloplastisch materiaal worden gebruikt. Dit materiaal wordt in kokend water gelegd om het te kunnen verwerken.

Met het palatummucosa- of het huidtransplantaat wordt het periost bedekt. De aangepaste gebitsprothese wordt over de kam geplaatst en gefixeerd met osteosyntheseschroeven.

De keeltampon wordt verwijderd en aan de collega's van de anesthesie getoond. Het gezicht wordt schoongemaakt en de lippen worden opnieuw ingesmeerd met vaseline.

Procedure bij omslagplooiplastiek in de maxilla

Nadat de wondhaken vlg. Langenbeck achter de bovenlip zijn geplaatst, wordt de incisieplaats geïnfiltreerd met een lokaal anestheticum. Met een mesje 15 wordt de mucosa van de linker tot de rechter tuber maxillaris geïncideerd. De spieren van de maxilla worden gekliefd en afgeschoven met een mesje 15 of een schaar vlg. Metzenbaum. De afgeschoven mucosa wordt diep in de omslagplooi vastgezet met enkele atraumatische resorbeerbare USP 3-0 hechtingen met een naaldvoerder vlg. Hegar en een chirurgisch pincet vlg. Gillies. Er is nu een kam van de maxilla ontstaan. Met behulp van een rasparatorium vlg. Freer worden de randen gladgemaakt. Soms is hier een frees voor nodig.

Op het extra werktafeltje wordt de gebitsprothese van de patiënt gemodelleerd en eventueel worden de randen met een alloplastisch materiaal opgebouwd. Dit materiaal wordt in kokend water gelegd om het te kunnen verwerken.

Met het palatummucosatransplantaat of het huidtransplantaat wordt het periost bedekt. De aangepaste gebitsprothese wordt over de kam geplaatst en gefixeerd. Deze fixatie kan in de maxilla op twee verschillende manieren plaatsvinden.

- Bij fixatie met perizygomaticumdraden worden rvs-draden aan de speciaal aangebrachte bolders bevestigd. Met een naald vlg. Obwegeser wordt de huid net boven de arcus zygomaticus gepuncteerd en de naald wordt in de omslagplooi van de bovenkaak door de mucosa geprikt. Een voorgespannen, dat wil zeggen maximaal uitgerekte, dikke rvs-draad wordt in de naald aangebracht. Deze wordt, zonder door de huid te gaan, om de arcus zygomaticus gebracht en teruggevoerd naar dezelfde plek in de mucosa in de mond. De draad wordt getwijnd en met een rvs-hulpdraad van 0,5 mm aan de gebitsprothese gefixeerd. De uiteinden worden afgeknipt met een metaaldraadknipschaar en omgebogen met een buigtang vlg. Goslee.
- Met behulp van corticalisschroeven kan de prothese aan de kaakwal worden bevestigd.

De keeltampon wordt verwijderd en aan de collega's van de anesthesie getoond. Het gezicht wordt schoongemaakt en de lippen worden opnieuw ingesmeerd met vaseline.

Postoperatieve fase
Verbinden

Tegen de zwelling wordt postoperatief, met behulp van een elastische pleister, een drukverband over de kin of de bovenlip aangebracht.

Het bovenbeen wordt, nadat het gaas is verwijderd, afgeplakt met een wondfolie en voorzien van een drukverband met synthetische watten en een elastische zwachtel.

Langetermijncomplicatie

Sagging chin: een prolaps van de weke delen van de kin door een te ver losgemaakte musculus mentalis.

5.2.3 Sinusbodemelevatie

Specifieke informatie
Indien er pathologie van de sinus maxillaris aanwezig is, kan deze techniek niet worden toegepast.

Het is belangrijk dat er een goede preoperatieve diagnostiek plaatsvindt, onder andere beeldvorming met behulp van een CT-scan.

operatie-indicatie	een te geringe bothoogte in de zijdelingse delen van de maxilla bij (partieel) edentate patiënten, waardoor plaatsing van tandwortelimplantaten niet mogelijk is
doel van de operatie	verhogen van de bodem van de sinus maxillaris met een autoloog bottransplantaat en/of een botsubstituut

Preoperatieve fase
Apparatuur
- boormotor

Specifieke benodigdheden
- boor-/zaagnet
- set met verschillende curettes
- mondspreider vlg. Ooyen
- rasparatorium vlg. Molt
- net met osteosyntheseschroeven
- hardstalen scherpe boren en diamantboren
- elektrische boor met spoelmogelijkheid op het handvat

Bij gelijktijdige verbreding van de kaakwal:
- botinstrumentarium
- kaakosteotomienet
- net met osteosyntheseschroeven

Peroperatieve fase
Bij deze operatie wordt een autoloog bottransplantaat in de sinus maxillaris ingebracht. Het bottransplantaat wordt bij voorkeur uit de crista iliaca genomen omdat hier een relatief groot volume bottransplantaat kan worden geoogst.

Er wordt door twee teams simultaan geopereerd: het ene team zal uit de crista iliaca een corticospongieus bottransplantaat oogsten en het andere team zal de sinus maxillaris openen en het bottransplantaat aanbrengen. Voor de beschrijving van het bottransplantaat, ▶ par. 5.2.1.

Indien de operatie door één team wordt uitgevoerd, moet men eerst het bottransplantaat oogsten voordat men via de mond de sinus maxillaris zal benaderen.

Bij de beschrijving van deze operatie wordt uitgegaan van een patiënt met een edentate maxilla. Dit heeft alleen gevolgen voor de plaats van de incisie. Bij dentate patiënten kan de incisieplaats variëren. Onder de te opereren heup van de patiënt wordt een zandzak of molton gelegd, zodat de voorste bekkenkam van de patiënt naar boven komt te liggen.

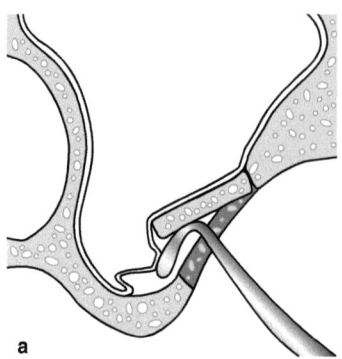 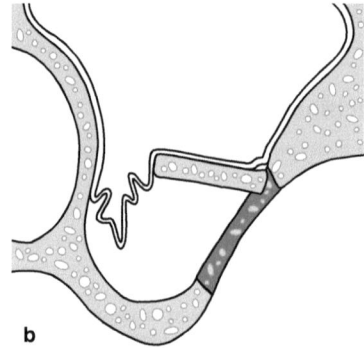

Figuur 5.2 **a** Prepareren en opdrukken van het luikje. **b** Ontstaan van een holte onder het slijmvlies waar het bottransplantaat kan worden geplaatst

Nadat de mondspreider vlg. Van Ooyen, de wanghaak vlg. Sternberg en de gebogen tongspatel vlg. McIvor zijn ingebracht, wordt de incisieplaats geïnfiltreerd met een lokaal anestheticum met adrenaline. Met een mesje 15 wordt een incisie gemaakt in de regio 17 tot 27. Met een rasparatorium vlg. Freer of Williger wordt het mucoperiost afgeschoven en het periost gekliefd. De lap wordt gemobiliseerd, waarna het botluikje (◘fig. 5.2a) in de laterale sinuswand kan worden geprepareerd met behulp van eerst een hardstalen ronde boor en later een diamantboor.

Vervolgens wordt het sinusslijmvlies losgeprepareerd met behulp van speciale curettes. Hierna wordt het botluikje naar mediaal en craniaal verplaatst (◘fig. 5.2b). Het corticospongieuze bottransplantaat, spongiosa, wordt op de sinusbodem aangebracht. Voor een goede integratie van de tandwortelimplantaten in een later stadium moet voldoende kaakhoogte, ongeveer 15 mm, worden bereikt. Bij verbreding van de kaakwal wordt het corticospongieuze bottransplantaat met osteosyntheseschroeven gefixeerd aan de processus alveolaris van de maxilla. Er wordt geboord met een spiraalboor. Hierbij is de diameter van de boor afhankelijk van de te plaatsen schroeven. De schroeflengte wordt niet gemeten en er wordt niet getapt.

De operatie wordt aan de contralatere zijde op dezelfde wijze uitgevoerd.

De incisie wordt gesloten met een atraumatische resorbeerbare USP 3-0 hechting op een naaldvoerder vlg. Hegar en met een chirurgisch pincet vlg. Gillies.

De keeltampon wordt verwijderd en aan de collega's van de anesthesie getoond. Het gezicht wordt schoongemaakt en de lippen worden opnieuw ingesmeerd met vaseline.

Postoperatieve fase
Verbinden

Tegen de zwelling wordt postoperatief, met behulp van een elastische pleister, een drukverband over de bovenlip aangebracht.

De heupincisie wordt verbonden met een pleister.

Overige instructies

Zodra het bottransplantaat is ingegroeid en er voldoende bothoogte is bereikt – dit is meestal na vier maanden – kunnen de tandwortelimplantaten worden geplaatst. Het plaatsen van de tandwortelimplantaten kan op de poliklinische operatiekamer onder lokale anesthesie worden verricht.

Langetermijncomplicaties
Resorptie bottransplantaat.
Infectie.
Wonddehiscentie.

5.2.4 Plaatsen van tandwortelimplantaten

Specifieke informatie
Retentie is de weerstand tegen de verticale krachten in de mond bij patiënten die een gebitsprothese dragen. Als de retentie afneemt, krijgen de patiënten pijnklachten die worden veroorzaakt door de mechanische schade die ontstaat aan het mondslijmvlies.

operatie-indicaties	retentieproblemen van de gebitsprothese(n) bij (partieel) edentate patiënten
	voorbereiding voor het plaatsen van bijvoorbeeld kronen, brugwerk en andere prothetische voorzieningen
doel van de operatie	plaatsen van titanium tandwortelimplantaten, waarop in een latere fase een prothetische voorziening kan worden verankerd

Preoperatieve fase
Apparatuur
- boormotor

Specifieke benodigdheden
- tandwortelimplantatenset
- instrumentariumset voor implantaten
- rasparatorium vlg. Molt
- hardstalen boren
- elektrische boor met spoelmogelijkheid op het handvat
- gehoekt boorhandvat met opzetstuk met juiste vertraging
- impression compound
- waterkoker
- water

Peroperatieve fase
Deze operatiebeschrijving betreft een patiënt met een edentate mandibula.

Nadat de mondspreider vlg. Denhart, de wanghaak vlg. Sternberg en de gebogen tongspatel vlg. McIvor zijn ingebracht, wordt de buccale omslagplooi geïnfiltreerd met een lokaal anestheticum met adrenaline. Met een mesje 15 wordt er een incisie gemaakt ter hoogte van de gewenste plaats van de implantaten, bijvoorbeeld in de onderkaakregio van 33 tot 43.

Met een rasparatorium vlg. Freer, Williger of Molt wordt het mucoperiost afgeschoven. Vervolgens wordt de nervus mentalis links en rechts geïdentificeerd. Zo nodig wordt met een peervormige frees de kaak eerst geëgaliseerd. Het is van belang goed te spoelen met NaCl 0,9 % om osteonecrose te voorkomen.

Hierna vindt de positiebepaling plaats van de te plaatsen implantaten. De verschillende posities worden conform de richtlijnen van de te gebruiken implantaten geboord met een pilotboortje op een gehoekt handvat met spoelmogelijkheid en een opzetstukje met de juiste vertraging. Er wordt begonnen met de dunste boor totdat de juiste diepte is bereikt. Denk om het juiste toerental en het koelen ter voorkoming van osteonecrose. Hierna wordt er met oplopende dikten geboord totdat de gewenste dikte is bereikt. Zodra de juiste diepte en dikte zijn bereikt, wordt er een meetinstrument ingebracht. Een dieptemeter heeft twee functies. Deze geeft de geboorde diepte (lengte) en richting aan en zorgt ervoor dat het volgende implantaat parallel kan worden geboord.

De onderlinge afstand tussen de implantaten wordt gemeten met een passer of schuifmaat. De afstand is afhankelijk van de afmetingen van het gebruikte implantatensysteem. Een goede richtlijn is minimaal 7 mm. De reden hiervoor is tweeledig. Er moet voldoende afstand tussen de implantaten zijn om deze goed te kunnen reinigen, en bij een minder grote afstand treedt er botverlies tussen de implantaten op.

De volgende implantaten worden op dezelfde wijze geboord en voorzien van een nieuwe dieptemeter. Afhankelijk van de kwaliteit van het bot (hard of zacht), wordt er, voordat het implantaat wordt geplaatst, getapt. Hierna worden de implantaten een voor een geplaatst met behulp van een ratel, een geleidesleutel en een inbrenginstrument. Implantaten kunnen ook met een hoekstuk mechanisch worden ingebracht. Het implantaatoppervlak mag niet worden aangeraakt. Als dit wel nodig is, moet hiervoor een pincet van titanium worden gebruikt omdat er anders contaminatie met metaalpartikels op het titaniumoppervlak van het implantaat optreedt. Hierdoor bestaat er kans op een verminderde ingroei (osseo-integratie) van het implantaat.

Ook de mucosa moet goed opzij worden gehouden, bijvoorbeeld met een rasparatorium vlg. Freer of Williger, om contaminatie van het implantaat te voorkomen. De implantaten worden afgedekt met de gewenste gingivavormers: dit zijn afdekschroefjes die ervoor zorgen dat er geen ingroei van mucosa in het implantaat plaatsvindt.

Implantaten kunnen een- of tweefasig worden geplaatst. Bij een eenfasige implantatie wordt de mucosa om de gingivavormers gehecht. Er is dus een directe verbinding met de mondholte. Bij een tweefasige implantatie wordt de mucosa over de gingivavormers gehecht. Er is dus geen verbinding met de mondholte. In tweede instantie worden de implantaten vrijgelegd en vindt er zo nodig een omslagplooiplastiek plaats voordat er een prothetische constructie kan worden gemaakt en geplaatst.

De keuze voor een eenfasige of een tweefasige implantatie is onder meer afhankelijk van de kwaliteit van de omliggende weke delen en het kaakbot. Bij oncologische patiënten is deze als gevolg van bijvoorbeeld bestralingsreacties minder dan bij niet-oncologische patiënten. Bij hen is dan een tweefasige implantatie nodig ten behoeve van de, op een later tijdstip in het implantatietraject te verrichten, wekedelenplastiek.

Na het plaatsen van de gingivavormers bij een tweefasige implantatie wordt met behulp van impression compound een afdruk gemaakt van de geplaatste implantaten, zodat er een kunstharsplaatje kan worden gemaakt ten bate van de later uit te voeren vestibulumplastiek. De impression compound wordt in kokend water gelegd, waardoor deze zacht wordt en er een afdruk kan worden gemaakt.

Nadat de afdruk is gemaakt, wordt deze meteen gekoeld met koud NaCl 0,9 %. Pas op voor het vervormen: de vorm is essentieel! Door het koelen zal de impression compound weer hard worden en kan de afdruk niet meer vervormen, maar wel breken. Postoperatief wordt de afdruk voorzien van een patiëntnaam en het patiëntnummer en meegegeven aan de operator.

De incisie wordt gesloten met een atraumatische resorbeerbare USP 3-0 hechting op een naaldvoerder vlg. Hegar en met een chirurgisch pincet vlg. Gillies.

De keeltampon wordt verwijderd en aan de collega's van de anesthesie getoond. Het gezicht wordt schoongemaakt en de lippen worden ingesmeerd met vaseline.

De lotnummers en artikelnummers van de geplaatste implantaten moeten in de status of het digitale dossier van de patiënt worden vermeld of geplakt.

Postoperatieve fase
Verbinden

Tegen de zwelling wordt postoperatief zo nodig, met behulp van een elastische pleister, een drukverband over de kin of de bovenlip aangebracht.

Kortetermijncomplicaties

Tijdelijke uitval van de nervus mentalis bij implantatie in de interforaminale regio van de (edentate) mandibula.
Perforatie van de kaakholte bij implantatie in de bovenkaak.
Infectie.
Gestoorde wondgenezing van peri-implantaire mucosa (necrose).

Langetermijncomplicaties

Irreversibele osteonecrose.
Verlies van implantaat door onvoldoende ingroei (osseo-integratie).
Beschadiging van de nervus mentalis.
Fractuur van de mandibula, met name bij een extreem atrofische edentate onderkaak.

Oncologie

6.1 Inleiding – 106
6.1.1 Tumoren – 106
6.1.2 Behandeling van hoofd-halstumoren – 109

6.2 Oncologie in het hoofd-halsgebied – 110
6.2.1 Tumoren in de hals – 111
6.2.2 Lipcarcinomen – 112
6.2.3 Mondholte- en orofarynxcarcinomen – 112
6.2.4 Tongcarcinomen – 113
6.2.5 Mondbodemcarcinomen – 113
6.2.6 Tumoren van het wangslijmvlies – 114
6.2.7 Carcinomen van de gingiva van de maxilla en van het palatum durum – 114
6.2.8 Chirurgische oncologische principes – 114

6.3 Nederlandse Werkgroep Hoofd-HalsTumoren – 115

6.4 Operaties – 116
6.4.1 Wigexcisie van de lip – 116
6.4.2 Behandeling van erytroplakie en leukoplakie – 117
6.4.3 Excisie van tongtumor – 118
6.4.4 Maxillectomie – 120

© Bohn Stafleu van Loghum is een imprint van Springer Media B.V., onderdeel van Springer Nature 2018
A. Schuurkamp en A. Detmar-van der Meulen, *Mond-, kaak- en aangezichtschirurgie*, Operatieve zorg en technieken, https://doi.org/10.1007/978-90-368-2109-4_6

6.1 Inleiding

> **Oncologie**
> De definitie van oncologie is: 'wetenschap betreffende (kwaadaardige, maligne) gezwellen.'
> Bron: Pinkhof, twaalfde druk, 2012.

6.1.1 Tumoren

De meest voorkomende tumoren in het hoofd-halsgebied zijn: plaveiselcelcarcinoom, tumoren uitgaande van de speekselklieren (meestal het goedaardige pleomorf adenoom) en het basaalcelcarcinoom.

Tumoren zijn onder te verdelen in goedaardige (benigne) en kwaadaardige (maligne) tumoren. Benigne tumoren groeien veelal langzaam, zijn goed gedifferentieerd, goed begrensd en groeien expansief. Zij metastaseren niet. Benigne tumoren kunnen aanleiding geven tot klachten doordat ze andere organen verdrukken en zo eventueel functiestoornissen geven.

Maligne tumoren groeien vaak snel, zijn weinig gedifferentieerd, hebben een infiltratieve groeiwijze en kunnen metastaseren. Maligne tumoren groeien in een orgaan en verwoesten het aangedane orgaan, waardoor dit niet (goed) meer kan functioneren.

Metastasering van tumorcellen kan op verschillende manieren plaatsvinden, te weten:
- lymfogeen: via de lymfevaten. Als een tumor lymfogeen metastaseert en in de regionale lymfeklier uitgroeit tot een lymfekliermetastase, spreekt men van een regionale metastase;
- hematogeen: via de bloedvaten. Via de vena portalis ontstaan er metastasen in het maag-darmkanaal en de lever, via de vena pulmonalis ontstaan er metastasen in de longen en via de vena cava ontstaan er metastasen in de rest van het lichaam;
- via afvoerkanalen in de organen;
- via het vocht in lichaamsholten;
- entmetastasen.

Klachten

Patiënten met een tumor in het hoofd-halsgebied kunnen zich presenteren met een van de volgende klachten en/of symptomen: slikklachten, een zwelling in de hals, pijn die uitstraalt naar de oren, een slecht zittende prothese of sensibiliteitsstoornissen. Bovendien zorgen tumoren in het algemeen vaak voor gewichtsverlies.

TNM-classificatie

De meeste kwaadaardige tumoren worden ingedeeld volgens de TNM-classificatie, waarbij de T (tumor) staat voor de grootte van de tumor, de N (node) voor het al dan niet gemetastaseerd zijn van de tumor naar de lymfeklieren en de M (metastase) staat voor metastasen op afstand. De combinaties uit de TNM-classificatie leiden tot een stadiumindeling. Aan deze indeling wordt een behandelplan gekoppeld. Doordat het systeem wereldwijd wordt gebruikt, is het tevens mogelijk onderzoeksresultaten en behandelmethoden met elkaar te vergelijken.

De TNM-classificatie is opgesteld door de International Union Against Cancer (UICC) samen met de American Joint Committee on Cancer (AJCC).

6.1 · Inleiding

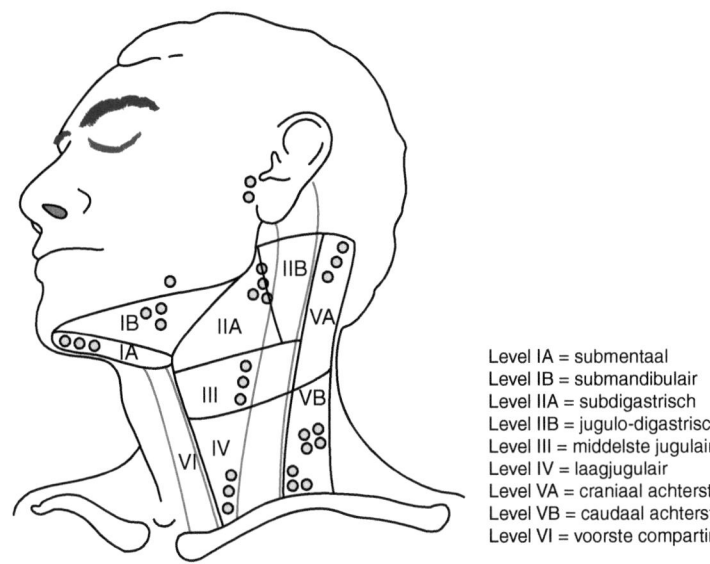

Level IA = submentaal
Level IB = submandibulair
Level IIA = subdigastrisch
Level IIB = jugulo-digastrisch
Level III = middelste jugulair
Level IV = laagjugulair
Level VA = craniaal achterste halsdriehoek
Level VB = caudaal achterste halsdriehoek
Level VI = voorste compartiment/tracheo-oesofageaal

Figuur 6.1 Levels van lymfeklieren in de hals. Naar: Stegenga et al. 2000

Onderzoeken voor T-classificatie

Een volledig onderzoek van de mond, de keel, de neus en neusbijholten met inspectie en palpatie van de tumor.

Een nauwkeurige beschrijving van de tumor met afmetingen, en het aspect van de primaire laesie (naar buiten groeiend, ulcererend, submuceus groeiend of infiltrerend), liefst begeleid door een tekening en indien mogelijk een foto van de tumor.

Een onderzoek onder algehele anesthesie, waarbij wordt gekeken naar de infiltratie, naar de uitbreiding en of er een tweede primaire tumor is. Bij mondholte-, orofarynx- en hypofarynxtumoren wordt er tevens een laryngoscopie en oesofagoscopie verricht. In sommige klinieken wordt er ook een bronchoscopie gedaan om een tumor in de trachea en/of bronchiën uit te sluiten.

Afhankelijk van de locatie van de tumor wordt er een OPT gemaakt en/of een CT-scan en/of MRI.

Onderzoeken voor N-classificatie

Een inspectie en palpatie van de hals, een echo van de hals en een cytologische punctie en een CT-scan en/of MRI.

Onderzoeken voor M-classificatie

Bepaling van de leverfuncties en een thoraxfoto, aangevuld met gerichte beeldvormende diagnostiek.

Om de behandeling van de verschillende tumoren en hun lymfekliermetastasen te kunnen definiëren zijn de lymfeklieren in de hals in verschillende levels ingedeeld (fig. 6.1).

Onderzoeken bij zwellingen in hoofd-halsgebied

Om tot een TNM-classificatie te komen en om een diagnose te kunnen stellen zijn er naast de gebruikelijke anamnese, het lichamelijk onderzoek en het klinisch-chemisch onderzoek nog verschillende aanvullende onderzoeken mogelijk.

Echografie

Wordt gebruikt bij een cytologische punctie, waarbij op geleide van echografie een punctie wordt verricht.

Computertomografie (CT-scan)

Hierbij worden met behulp van röntgenstraling dunne dwarsdoorsneden gemaakt van een lichaamsdeel. De computer maakt vervolgens van deze opnamen een driedimensionale weergave. Hierdoor kan men een goed beeld krijgen van het desbetreffende lichaamsdeel.

Magnetic resonance imaging (MRI)

Met behulp van een magneetveld en radiostraling (geen röntgenstraling) worden er opnamen gemaakt van het inwendige van het lichaam. De vele gemaakte opnamen worden door een computer verwerkt tot een driedimensionaal beeld. Het zichtbaar maken van de verschillende organen berust op het feit dat verschillende organen verschillende waterstofdichtheden hebben.

Contra-indicaties kunnen zijn: het hebben van pacemakers, metalen kunstkleppen en aneurysmaclips in de hersenen geproduceerd voor 1990.

Röntgenfoto's

Voorbeelden zijn thoraxopnamen en OPT.

Positronemissietomografie (PET-scan)

In het lichaam wordt radioactieve stof ingespoten. Met behulp van een PET-scan wordt de straling vastgelegd. Tumorcellen hebben een hogere dichtheid dan 'normale' cellen en nemen dus meer radioactieve stof op. Op de PET-scan worden deze cellen zichtbaar als zwarte vlekken.

Cytologische punctie

Bij een cytologische punctie worden er met een holle naald cellen uit de tumor opgezogen. Bij voorkeur vindt deze ingreep plaats onder echogeleiding, zodat men nauwkeurig de punctieplaats kan bepalen. De cellen worden vervolgens uitgesmeerd op een objectglaasje en naar de patholoog/cytoloog gestuurd voor onderzoek.

Mocht een cytologische punctie geen adequate informatie opleveren, dan kan men een biopsie uitvoeren.

Biopsie

Hierbij wordt een stukje weefsel weggenomen. De ingreep vindt plaats onder algehele of plaatselijke verdoving.

Indirecte scopie

Poliklinisch wordt met een spiegeltje, een flexibele laryngoscoop of een 90°-optiek naar de larynx gekeken.

Directe scopie

Met een starre scoop worden de voedsel- en de luchtwegen bekeken. Eventueel wordt er een biopt genomen. De ingreep vindt plaats onder algehele anesthesie.

6.1.2 Behandeling van hoofd-halstumoren

Chirurgie

De tumor wordt radicaal verwijderd, de snijranden zijn vrij van tumor en liefst met medeneming van de vastgestelde tumormarges. Indien men tijdens de ingreep twijfelt of de snijranden tumorvrij zijn, kan men een preparaat insturen voor vriescoupe.

Chemotherapie

Behandeling met cytostatica. Cytostatica zijn giftig voor snel delende cellen. Kankercellen zijn zulke cellen en worden op deze manier vernietigd. Er zijn echter meer snel delende cellen in het lichaam, bijvoorbeeld het beenmerg en de haarzakjes. Bijwerkingen van chemotherapie zijn dan ook aantasting van de rode en witte bloedcellen en dus een aantasting van de algehele afweer van de patiënt, haaruitval, misselijkheid en braken. Patiënten voelen zich na een behandeling vaak erg beroerd.

Radiotherapie

Bestraling van het aangedane orgaan met ioniserende straling. Bijwerkingen zijn roodheid van de huid, haaruitval, heesheid, keelpijn, smaakverlies en smaakverandering en slijmvorming. Op langere termijn kan de speekselproductie teruglopen en kunnen er beschadigingen aan het gebit optreden, mede door de veranderde speekselproductie. Ook kunnen er beschadigingen optreden die slik- en spreekklachten geven.

Brachytherapie

Hierbij wordt radioactief materiaal in of tegen de tumor aangebracht. Dit kan op verschillende manieren.

Chemoradiatie

Dit is een combinatietherapie van radiotherapie en chemotherapie. Chemoradiatie wordt gegeven als de tumor zo groot is dat chirurgische behandeling een te groot functieverlies zou opleveren. Het is in principe een curatieve behandelmethode.

Een voorbeeld is de RADPLAT-therapie. Deze bestaat uit zeven weken radiotherapie, vijfmaal per week, gecombineerd met chemotherapie. Dit gebeurt in week 1, 4 en 7.

Immunotherapie

Een behandeling met medicijnen die het eigen immuunsysteem versterken, bijvoorbeeld interferon. Ook wordt er gebruikgemaakt van speciale antilichamen die alleen de kankercellen aanvallen.

Fotodynamische therapie (PDT)

Hierbij krijgt de patiënt lokaal het middel 5-aminolevulinezuur of methyl-aminolevulinezuur toegediend, waardoor met name de tumorcellen zeer gevoelig worden voor licht. De tumor wordt vervolgens aan licht blootgesteld en zo vernietigd. Deze methode wordt momenteel alleen gebruikt bij huidtumoren (basaalcelcarcinomen), mondbodemtumoren en nasofarynxtumoren (komen niet veel voor).

CO_2-laser

Oppervlakkige tumoren en leukoplakieën kunnen met behulp van een CO_2-laser worden gevaporiseerd. Het nadeel van deze methode is dat er geen weefsel overblijft voor histopathologisch onderzoek.

6.2 Oncologie in het hoofd-halsgebied

Tot de tumoren in het hoofd-halsgebied worden de tumoren gerekend boven de clavicula, behalve de tumoren in de hersenen en het ruggenmerg, huidtumoren en maligne lymfomen. Tumoren in het hoofd-halsgebied komen relatief weinig voor; 5 % van alle nieuwe patiënten met een maligne tumor heeft een tumor in het hoofd-halsgebied.

Omdat deze tumoren zo weinig voorkomen, wordt aangeraden patiënten met tumoren in het hoofd-halsgebied in gespecialiseerde centra te behandelen, waar de kennis van en de ervaring met behandeling van deze tumoren het grootst zijn.

> **De meest voorkomende hoofd-halstumoren**
> - tumoren in de hals;
> - larynxcarcinomen (zie het boek *OZT Keel-, neus- en oorchirurgie*);
> - lipcarcinomen;
> - mondholte- en orofarynxcarcinomen:
>   - tongcarcinomen;
>   - mondbodemcarcinomen;
>   - tumoren van het wangslijmvlies;
>   - maxilla- en palatumcarcinomen;
> - speekselkliertumoren:
>   - kleine en grote speekselklieren, onder andere parotiscarcinomen (zie het boek *OZT Keel-, neus- en oorchirurgie*);
> - neus-, neusbijholte- en middenoorcarcinomen (deze tumoren komen zo zelden voor dat we deze hier niet behandelen).

De hierna volgende uitleg over de verschillende tumoren is een zeer vereenvoudigde voorstelling van zaken. Het onderzoek, het vaststellen van de diagnose van een mondholte- en/of orofarynxcarcinoom, is een uiterst complexe zaak. Het voert echter te ver om daar in dit boek uitgebreid op in te gaan. Op internet en in bibliotheken is bijzonder veel informatie over deze tumoren te vinden. Bijvoorbeeld: de landelijke richtlijn 'Mondholte- en/Orofarynxcarcinoom' (2014), opgesteld door de Nederlandse Werkgroep Hoofd-HalsTumoren (NWHHT) en de Nederlandse Vereniging voor Keel-Neus-Oorheelkunde en Heelkunde van het Hoofd-Halsgebied.

6.2.1 Tumoren in de hals

Een zwelling in de hals kan verschillende oorzaken hebben. Namelijk:
- ontstekingen;
- congenitale 'afwijkingen': cysten en fistels;
- tumoren: benigne, maligne en metastasen.

Wanneer een patiënt zich meldt met een zwelling in de hals, probeert men door middel van een anamnese en klinisch onderzoek te achterhalen wat de aard van de zwelling is. Nadat een anamnese is afgenomen, wordt klinisch onderzoek verricht. Het klinisch onderzoek omvat inspectie, palpatie, beeldvormend onderzoek en eventueel een cytologische punctie.

Nadat de diagnose is gesteld, kan een behandelplan worden opgesteld. Na overleg met de patiënt kan met de behandeling worden begonnen. Een ontsteking kan worden behandeld met antibiotica. Congenitale fistels en cysten worden in principe chirurgisch behandeld. Dit geldt ook voor benigne tumoren. Maligne tumoren en metastasen vereisen een zeer specifieke behandeling die afhankelijk is van de overige bevindingen, zoals de locatie van de primaire tumor.

Primaire tumor in de hals

Deze kan ontstaan in de lymfeklieren, malignant lymphoma, beter bekend als Hodgkin- en non-Hodgkin-lymfomen, en in de speekselklieren, de glandula parotis en de glandula submandibularis. Slechts hoogstzelden zal het gaan om een tumor van spieren, bot, vet- of bindweefsel.

Een uitgebreide beschrijving van de behandeling van malignant lymphoma laten we hier buiten beschouwing. Kort gezegd komt het erop neer dat, afhankelijk van het stadium van de ziekte, de behandeling zal bestaan uit chemotherapie of bestraling of immunotherapie of een combinatie van deze therapieën.

De behandeling van speekselkliertumoren bestaat uit een chirurgische verwijdering van de tumor en, afhankelijk van de stagering en het histopathologisch onderzoek (PA), een aanvullende therapie bestaande uit chemotherapie, bestraling, immunotherapie of een combinatie van deze therapieën. Voor een uitgebreide beschrijving van een tumor van de glandula parotis zie het boek *OZT Keel-, neus- en oorchirurgie*.

Metastase/secundaire tumor in de hals

Het is belangrijk de primaire tumor te vinden en deze te behandelen. Ook de metastase zal moeten worden verwijderd. Vaak zijn metastasen in de hals afkomstig van primaire tumoren in het hoofd-halsgebied. Zijn de metastasen gelokaliseerd in het supraclaviculaire gebied, dan is de kans groot dat de primaire tumor zich niet in het hoofd-halsgebied bevindt. Het kan voorkomen dat de primaire tumor niet is te vinden.

Bevindt een metastase van een plaveiselcelcarcinoom zich in het bovenste tweederde deel van de hals en zijn er geen metastasen op afstand, dan bestaat de behandeling uit een (radicale) halsklierdissectie, gevolgd door radiotherapie.

Bevindt de metastase van een plaveiselcelcarcinoom zich in het onderste eenderde deel van de hals en zijn er geen metastasen op afstand, dan wordt er samen met de longarts, uroloog en/of gynaecoloog verder gezocht naar de primaire tumor.

Gaat het echter om een metastase van een adenocarcinoom, dan worden behalve de longarts, de uroloog en de gynaecoloog, ook de chirurg en de gastro-enteroloog geconsulteerd.

6.2.2 Lipcarcinomen

Lipcarcinomen komen meestal voor op de onderlip. De kans op het krijgen van een lipcarcinoom wordt groter naarmate men ouder wordt. Een lipcarcinoom komt vaker voor bij mannen dan bij vrouwen.

Lipcarcinomen manifesteren zich in eerste instantie vaak als een wondje dat maar niet wil genezen. In een later stadium ontwikkelt zich dit tot een vast aanvoelende tumor.

Onderzoek

Het onderzoek bestaat uit een anamnese en lichamelijk onderzoek. Met name de hals wordt onderzocht op eventueel aanwezige lymfogene metastasen. Afhankelijk van de grootte van de tumor moeten er foto's worden gemaakt van de mandibula ter uitsluiting of constatering van ingroei in de mandibula. Het al dan niet ingroeien in de mandibula is van belang voor de te volgen behandeling.

Behandeling

Liptumoren worden afhankelijk van onder andere de leeftijd van de patiënt, de lokalisering, de uitbreiding en metastasering chirurgisch en/of met radiotherapie behandeld. Zijn er halskliermetastasen, dan wordt er tevens een halsklierdissectie verricht. Bij ingroei in de mandibula wordt er een marginale resectie van de mandibula verricht.

Hoe groter de tumor is, des te groter is de kans dat er postoperatieve radiotherapie nodig is.

Prognose

In principe geldt: hoe kleiner de tumor (zonder metastasen), des te beter de prognose. De vijfjaarsoverleving voor het onderlipcarcinoom is ongeveer 95 %. Tumoren in de bovenlip hebben een veel slechtere prognose. Ze metastaseren veel eerder dan carcinomen van de onderlip.

Postoperatieve controle is tijdens het hele leven noodzakelijk. Met name de eerste twee jaar is er nog een gerede kans op lymfogene metastase. Bovendien is er niet alleen een verhoogde kans op een tweede primaire tumor in de lip, maar ook in het slijmvlies van de mond en de bovenste lucht- en voedingsweg.

6.2.3 Mondholte- en orofarynxcarcinomen

Per jaar melden zich ongeveer achthonderd nieuwe patiënten met een mondholte- of orofarynxcarcinoom. Tot de mondholte en de orofarynx worden gerekend: het gebied achter de lippen tot de tonsilnissen en farynxboog, tussen de tongbasis, het palatum en de farynxachterwand en tussen de beide wangen.

Enkele mondholte- en orofarynxcarcinomen zijn:
- tongcarcinomen;
- mondbodemcarcinomen;
- tumoren van het wangslijmvlies;
- carcinomen van de gingiva van de maxilla en van het palatum durum.

Klachten kunnen zijn: pijn, slijmvliesafwijkingen, een ulcus of een zwelling in de hals.

Patiënten kunnen zich ook melden met een premaligne afwijking van het slijmvlies:
- erytroplakie, een 'rode' afwijking niet door ontsteking ontstaan;
- leukoplakie, een witte afwijking.

Deze premaligne afwijkingen zijn meestal zonder pijn.

Onderzoek

Bij al deze patiënten wordt er een vast onderzoekstraject gevolgd. Allereerst is er de anamnese, gevolgd door een klinisch onderzoek, bestaande uit een inspectie met behulp van een de indirectie scopie, van de mondholte en de orofarynx, waarbij een eventuele gebitsprothese verwijderd dient te worden. Tijdens het palperen kan men tevens de afmetingen van de tumor vaststellen. Dit is belangrijk voor de TNM-classificatie.

Bij alle patiënten wordt beeldvormend onderzoek gedaan van bij voorkeur een MRI of, indien dit niet mogelijk is, een CT-scan. Is er ingroei in de mandibula, dan moet hierna extra beeldvormend onderzoek worden gedaan.

Bij halskliermetastase wordt een cytologische punctie verricht en een MRI gemaakt. Bij drie of meer halskliermetastasen wordt er een CT-scan van de longen gemaakt.

6.2.4 Tongcarcinomen

Meestal zijn carcinomen van de tong gelokaliseerd op de rand van het mobiele deel van de tong (voorste tweederde deel) en bijna altijd is er dan sprake van een plaveiselcelcarcinoom. Deze kan zonder behandeling via de tongspieren en tongbasis doorgroeien naar de mandibula.

De tumor metastaseert meestal lymfogeen. Tumoren van de mobiele tongrand metastaseren met name naar level I, en tumoren van de tongbasis metastaseren met name naar level II. Hematogene metastasering komt voor, maar pas veel later.

Behandeling

De tumor wordt bij voorkeur chirurgisch verwijderd. Afhankelijk van de grootte van de tumor en eventuele metastaseringen wordt de behandeling aangevuld met een halsklierdissectie en/of postoperatieve radiotherapie.

6.2.5 Mondbodemcarcinomen

Mondbodemcarcinomen manifesteren zich als een ulcerende of een exofytische (naar buiten groeiende) tumor. Indien ze in de mediaanlijn of daarbij gelegen zijn, vormen ze een risico op obstructie van de daar gelegen speekselklieren. Tevens hebben ze een vergrote kans op bilaterale halskliermetastasen. Indien onbehandeld, kunnen zij doorgroeien tot in de gingiva, mandibula en tongbasis.

Tumoren (meer) lateraal gelegen in de mondbodem worden later ontdekt, doordat zij minder klachten geven. Ze groeien eerder door naar de mandibula.

Behandeling

Bij kleine tumoren is er geen specifieke voorkeur voor chirurgie of radiotherapie.

Voor grotere tumoren verdient een combinatie van chirurgie en radiotherapie de voorkeur. Zijn er halskliermetastasen, dan wordt de tumor chirurgisch verwijderd. Ook vindt er een halsklierdissectie plaats, de zogenoemde commando (<u>com</u>bined <u>ma</u>ndibular and <u>n</u>eck<u>d</u>issection <u>o</u>peration)-operatie (zie het boek *OZT Keel-, neus- en oorchirurgie*). Tevens krijgt de patiënt postoperatieve radiotherapie.

6.2.6 Tumoren van het wangslijmvlies

Tumoren van het wangslijmvlies presenteren zich als wratachtige tumoren. Soms is leukoplakie een voorstadium. Zonder behandeling kunnen zij door de wang heen groeien en via de gingiva naar de mandibula of de maxilla groeien.

Het pruimen van tabak en het roken van sigaren zijn predisponerende factoren.

Behandeling

Bij kleinere tumoren volstaat of chirurgie of radiotherapie. Indien de tumor niet te dicht bij de kaak zit, kan brachytherapie worden toegepast. Bij grotere tumoren wordt een combinatie van chirurgie en radiotherapie aanbevolen.

6.2.7 Carcinomen van de gingiva van de maxilla en van het palatum durum

Carcinomen van de gingiva van de maxilla en van het palatum durum zijn, zeker indien men nog het eigen gebit heeft, moeilijk te herkennen. Patiënten met een gebitsprothese komen met klachten over het feit dat de prothese niet goed meer zit. De oorzaak is dan niet de prothese, maar de onderliggende tumor. De carcinomen groeien al in een vroeg stadium door in het bot.

Behandeling

De behandeling bestaat uit chirurgische verwijdering van de tumor. Doordat de tumor zich vaak al in het bot bevindt, moet er ook een deel van de maxilla of het palatum worden verwijderd. Samenwerking met een maxillofaciale prothetist is dan om cosmetische en kauwtechnische redenen noodzakelijk.

6.2.8 Chirurgische oncologische principes

Bij het opereren van maligne tumoren zijn behoudens de standaardsteriliteitsregels ook nog enkele oncologische regels of principes van belang. Wat men probeert te voorkomen is dat tumorcellen van de te opereren tumor zich elders in het lichaam vestigen, de zogenoemde entmetastasen. Een van de manieren om dat te voorkomen is het 'schoon sluiten'. Schoon sluiten kan op verschillende manieren. Het basisprincipe is dat na het uitnemen van de tumor de wond wordt gespoeld met een vloeistof. Voorbeelden hiervan zijn NaCl 0,9 %, aqua dest of een tumordodende vloeistof, zoals natriumhypochloriet 0,5 %, ook wel Dakins vloeistof genoemd; hierbij wordt nagespoeld met NaCl 0,9 %.

Voor het sluiten van de wond wordt er opnieuw afgedekt. Er wordt nieuw instrumentarium gebruikt en men draagt nieuwe handschoenen.

Tumormarges

De tumormarges zijn de aanbevolen marges rondom de tumor die als excisiegrens worden aangehouden. Bij deze marges is de kans dat de tumor volledig, dus ook de microscopische uitlopers, wordt weggenomen, optimaal. Zou men de tumor ruimer omsnijden, dan wordt de kans hierop niet groter, maar wordt de functionaliteit van het omliggende weefsel onevenredig veel schade toegebracht.

Bij plaveiselcelcarcinomen houdt men een tumormarge aan van 1 cm, bij sarcomen houdt men een marge aan van 3 cm.

Indien men de tumor niet met de aanbevolen marges kan verwijderen, is vaak een aanvullende behandeling noodzakelijk.

Postoperatief

Een behandeling eindigt niet met het verwijderen van een tumor.

Patiënten met een tumor in het hoofd-halsgebied houden vaak aan de behandeling restverschijnselen over. Het kan zijn dat de speekselklieren niet (goed) meer werken door bijvoorbeeld de radiotherapie of doordat deze zijn verwijderd. Daardoor kunnen patiënten een verminderde speekselproductie hebben, met alle gevolgen van dien: droge mond, slikklachten, moeite met het kauwen van voedsel, enzovoort. Ook de verzorging van het gebit vraagt extra aandacht doordat er door het speekselgebrek eerder cariës kan ontstaan. Bovendien heeft men snel een vieze adem.

Het verwijderen van een gedeelte van de tong zorgt ervoor dat patiënten (tijdelijk) moeite hebben met spreken en slikken. Het verwijderen van een deel van de mandibula of de maxilla heeft consequenties voor de tandboog. Patiënten hebben dan een (nieuwe) gebitsprothese nodig.

Bestraling beschadigt de huid en kan tevens invloed hebben op de status van het gebit. Chemotherapie kan de afweer sterk verminderen. De eetlust, die bij kankerpatiënten toch al niet zo groot is, kan nog sterker afnemen en dit is van invloed op de algehele conditie van de patiënt. Het feit dat patiënten een aandoening in (de buurt van) de voedselweg hebben, bevordert de eetlust evenmin.

Om de patiënt zo goed mogelijk te helpen staat er een team van artsen, logopedisten, maatschappelijk werkers, diëtisten, fysiotherapeuten en mondhygiënisten voor hem klaar.

6.3 Nederlandse Werkgroep Hoofd-HalsTumoren

Om kennisuitwisseling over de behandelprotocollen en behandelresultaten tussen de verschillende ziekenhuizen te bevorderen werd in 1984 de Nederlandse Werkgroep Hoofd-HalsTumoren (NWHHT) opgericht. Tevens wilde men de kennis verspreiden door workshops en wetenschappelijke vergaderingen te organiseren. De werkgroep NWHHT werd opgericht door de (toen) zeven academische ziekenhuizen, het Antoni van Leeuwenhoek ziekenhuis en de Daniël den Hoed kliniek.

Inmiddels is de NWHHT uitgegroeid tot een gezaghebbende organisatie op het gebied van de hoofd-halsoncologie. De werkgroep was een van de initiatiefnemers voor de ontwikkeling van de richtlijn voor diagnostiek en behandeling van hoofd-halstumoren. Bovendien heeft de werkgroep samen met de beroepsverenigingen voor keel-, neus- en oorheelkunde en mond-, kaak- en aangezichtschirurgie de vervolgopleiding tot hoofd-halschirurg opgezet.

De NWHHT geeft het tijdschrift *Hoofd-Hals Journaal* uit.

6.4 Operaties

6.4.1 Wigexcisie van de lip

Specifieke informatie

Op de onderlip in het lippenrood komen de meeste lipcarcinomen voor. Blootstelling aan zonlicht en pijproken zijn etiologische factoren. Al in een relatief vroeg stadium wordt de afwijking ontdekt. Dit maakt behandeling en daarmee de kans op genezing goed mogelijk.

De laesies kenmerken zich door het feit dat er geen genezing optreedt. Indien er twijfel bestaat, is een biopsie noodzakelijk om tot een goede diagnose te komen.

Meestal is primaire sluiting van de lip mogelijk. Wanneer er een excisie ter grootte van meer dan een derde van de totale lipbreedte noodzakelijk is of bij een excisie in de mondhoek, is reconstructie met behulp van een transpositie of vrij gevasculariseerde wekedelenlap nodig.

operatie-indicaties	biopsie van een liptumor voor nadere diagnostiek
	excisie van een aangetoond lipcarcinoom
doel van de operatie	excisie van de tumor van de lip voor het stellen van de (definitieve) diagnose of om deze curatief te verwijderen

Preoperatieve fase
Specifieke benodigdheden

- basisinstrumentarium
- steriele tekenpen
- lokaal anestheticum met adrenaline

Bij 'schoon sluiten':
- spoelvloeistof
- extra afdekmateriaal
- schoon instrumentarium

Peroperatieve fase

Na het afdekken wordt de plaats van de wigexcisie nauwkeurig afgetekend met de steriele tekenpen. Er moet een marge worden genomen, zodat ook de microscopische tumoruitlopers worden verwijderd. Hierna wordt de plaats van de incisie geïnfiltreerd met een lokaal anestheticum met adrenaline.

Met een mesje 15 en een chirurgisch pincet vlg. Gillies wordt de lip geïncideerd. Indien nodig volgt er hemostase met diathermie en een chirurgisch pincet vlg. Gillies. De tumor wordt in zijn geheel vrijgeprepareerd met het mesje 15 of met een prepareerschaar vlg. Metzenbaum of Jameson. Voordat de tumor in zijn geheel wordt verwijderd, wordt deze voorzien van een markeringshechting. Hiervoor wordt een atraumatische niet-resorbeerbare USP 2-0 hechting gebruikt.

Vervolgens wordt de excisie afgemaakt. Het preparaat wordt ingestuurd naar de afdeling Pathologie, alwaar de patholoog het preparaat zal beoordelen.

De markeringshechting wordt nauwkeurig beschreven en/of getekend op het formulier van de pathologie, zodat er geen verwarring ontstaat over de plaats van de markeringshechting.

Voor een goede en adequate behandeling van de patiënt is het noodzakelijk precies te weten of alle snijranden van het preparaat tumorvrij zijn en, indien dit niet het geval is, waar een eventuele re-excisie noodzakelijk is.

Er vindt hemostase plaats door middel van coagulatie met behulp van een chirurgisch pincet vlg. Gillies en diathermie. In sommige ziekenhuizen wordt er hierna 'schoon gesloten' (▶par. 6.2.8). De subcutane lagen worden gesloten met een atraumatische resorbeerbare USP 4-0 of 5-0 hechting met een naaldvoerder vlg. Hegar en een chirurgisch pincet vlg. Adson. Vervolgens wordt de lip gesloten met een atraumatische niet-resorbeerbare USP 4-0 hechting.

Wanneer de excisie te groot is om primair te sluiten, is een reconstructie met behulp van een transpositie of vrij gevasculariseerde wekedelenlap nodig. Voor de beschrijving van deze reconstructies verwijzen we naar het boek *OZT Plastische en reconstructieve chirurgie*.

Postoperatieve fase
Verbinden
De lip wordt niet verbonden. De lippen kunnen eventueel worden ingesmeerd met vaseline.

6.4.2 Behandeling van erytroplakie en leukoplakie

Specifieke Informatie
In de mondholte komen premaligne afwijkingen voor, waarvoor behandeling soms noodzakelijk is. De bekendste premaligne afwijkingen zijn erytroplakie en leukoplakie, de 'rode' respectievelijk 'witte' aandoening van het slijmvlies in de mondholte. Veelvoorkomende etiologische factoren zijn roken en alcoholgebruik. Soms is er echter geen duidelijke oorzaak. Beide premaligne slijmvliesafwijkingen kunnen overgaan in een plaveiselcelcarcinoom, waarbij dit vaker bij de meer zeldzame erytroplakie gebeurt dan bij de leukoplakie.

Maligniteiten van het mondslijmvlies komen meer bij mannen dan bij vrouwen voor en vaak op middelbare leeftijd. De premaligne afwijkingen komen vaker op jongere leeftijd voor.

De diagnose leukoplakie of erytroplakie mag pas worden gesteld als deze na pathologisch onderzoek van een weefselbiopt is bevestigd. Als de leukoplakie of de erytroplakie zich op een goed bereikbare plaats van het mondslijmvlies bevindt, zal er een excisie van de afwijking worden verricht om te voorkomen dat zich een maligniteit ontwikkelt.

Soms bevindt de afwijking zich op meerdere plaatsen of op een moeilijk te bereiken plaats op het slijmvlies, waardoor excisie lastig is. Een behandeling met CO_2-laser kan dan een goed alternatief zijn. Bij een laserbehandeling wordt het aangedane weefsel verdampt (vaporisatie) of geëxcideerd met behulp van de laserstraal. Er ontstaat als het ware een grote brandwond die na enkele weken volledig is genezen. Bij de behandeling met een CO_2-laser zijn aanvullende veiligheidsmaatregelen nodig.

operatie-indicatie voor resectie geschikte leukoplakie of erytroplakie
doel van de operatie chirurgische excisie van de premaligne afwijking

Preoperatieve fase
Specifieke benodigdheden
basisinstrumentarium

Peroperatieve fase
De mondspreider vlg. Denhart, de wanghaak vlg. Sternberg en de gebogen tongspatel vlg. McIvor worden ingebracht. Hierna vindt inspectie plaats van de plaats waar de afwijking zich bevindt. Wanneer de afwijking zich op de tong bevindt, wordt indien nodig een trekhechting (een atraumatische niet-resorbeerbare USP 2-0 hechting) door de tongpunt aangebracht of plaatst men een scherpe doekklem vlg. Backhaus. Hiermee kan de tong goed worden gepresenteerd. Indien de afwijking zich in of op de tongpunt bevindt, kan er geen trekhechting of scherpe doekklem vlg. Backhaus worden geplaatst.

Hierna wordt met behulp van een diathermisch puntje de plaats van de incisie met puntjes aangegeven. De tong bestaat voornamelijk uit spierweefsel en dit heeft de neiging samen te trekken zodra het geïncideerd wordt, waardoor de grenzen van het afwijkende weefsel niet goed meer te onderscheiden zijn.

Het vervolg van de excisie zal bij voorkeur met het diathermische puntje worden verricht omdat er op deze wijze tegelijkertijd hemostase kan plaatsvinden.

Ook kan er gebruikt gemaakt worden van een vessel sealing-apparaat, waarbij de bloedvaten dicht geseald worden en vervolgens met hetzelfde tangetje worden doorgesneden. Dit geeft een minimaal bloedverlies en een goed zicht op de resectie randen.

In het mondslijmvlies en in de tong bevinden zich veel bloedvaten. Voordat de afwijking in zijn geheel wordt verwijderd, wordt deze voorzien van een markeringshechting. Vervolgens wordt de excisie afgemaakt en het preparaat ingestuurd naar de afdeling Pathologie, waar de patholoog het preparaat zal beoordelen.

De markeringshechting wordt nauwkeurig beschreven en/of getekend op het formulier van de pathologie, zodat er geen verwarring ontstaat over de plaats van de markeringshechting. Voor een goede en adequate behandeling van de patiënt is het noodzakelijk precies te weten of alle snijvlakken van het preparaat vrij zijn van dysplasie en, indien dit niet het geval is, waar een eventuele re-excisie noodzakelijk is.

Er vindt hemostase plaats door middel van coagulatie met behulp van een chirurgisch pincet vlg. Gillies en diathermie. De wond wordt gesloten met een atraumatische resorbeerbare USP 3-0 hechting met een pincet vlg. Gillies en een naaldvoerder vlg. Hegar. Het gezicht wordt schoongemaakt en de lippen worden ingesmeerd met vaseline.

Postoperatieve fase
Kortetermijncomplicatie
Obstructie van de bovenste luchtwegen door oedeemvorming: per- en postoperatief krijgt de patiënt ter voorkoming hiervan corticosteroïden toegediend.

6.4.3 Excisie van tongtumor

Specifieke informatie
Mensen die roken en/of veel alcohol gebruiken, hebben een verhoogde kans op het ontwikkelen van een maligne tumor van de tongrand. Dit is meestal een plaveiselcelcarcinoom.

6.4 · Operaties

De tumor komt met name in het voorste tweederde deel van de tong voor. Het plaveiselcelcarcinoom van de tongrand kan metastaseren. De metastasering vindt plaats via het lymfesysteem in de hals. De op de tongrand gelegen carcinomen metastaseren als eerste naar de submentaal of submandibulair gelegen lymfeklierstations.

operatie-indicatie tumoren van de tongrand
doel van de operatie radicale excisie van kleine tumoren van de tongrand

Preoperatieve fase
Apparatuur
— eventueel dermatoommotor

Specifieke benodigdheden
— basisinstrumentarium

Bij 'schoon sluiten':
— spoelvloeistof
— extra afdekmateriaal en instrumentarium
— maagsonde

Indien er ook een huidtransplantatie nodig is:
— dermatoom met disposable mes
— paraffine
— lokaal anesthethicum met adrenaline
— wondfolie
— synthetische watten
— elastische zwachtel

Peroperatieve fase
De mond wordt vierkant afgedekt. Indien er een huidtransplantaat nodig is, wordt het bovenbeen ook gedesinfecteerd en afgedekt. De mondspreider vlg. Denhart, de wanghaak vlg. Sternberg en de gebogen tongspatel vlg. McIvor worden ingebracht. Voor een goede presentatie van de tong wordt indien nodig een trekhechting, een atraumatische niet-resorbeerbare USP 2-0 hechting door de tongpunt aangebracht of plaatst men een scherpe doekklem vlg. Backhaus. Indien de afwijking zich in of op de tongpunt bevindt, kan er geen trekhechting of scherpe doekklem vlg. Backhaus worden geplaatst.

Er wordt begonnen met een inspectie van de tongrand, waarbij de omvang van het afwijkende weefsel en de diepte in het tongweefsel worden vastgesteld. Hierna wordt met behulp van een diathermisch puntje de plaats van de incisie aangegeven. De tong bestaat voornamelijk uit spierweefsel en dit heeft de neiging zodra het geïncideerd wordt, samen te trekken, waardoor de grenzen van het afwijkende weefsel niet goed meer zijn te onderscheiden.

Het vervolg van de excisie zal bij voorkeur met het diathermische puntje worden verricht omdat er op deze wijze tegelijkertijd hemostase kan plaatsvinden. In het tongweefsel bevinden zich veel bloedvaten.

Ook kan er gebruikt gemaakt worden van een vessel sealing-apparaat waarbij de bloedvaten dicht geseald worden en vervolgens met hetzelfde tangetje worden doorgesneden. Dit geeft een minimaal bloedverlies en een goed zicht op de resectie randen.

Voordat de tumor in zijn geheel wordt verwijderd, wordt deze voorzien van een markeringshechting, hiervoor wordt een atraumatische niet-resorbeerbare USP 2-0 hechting gebruikt. Vervolgens wordt de excisie afgemaakt en wordt het preparaat ingestuurd naar de afdeling Pathologie, waar de patholoog het preparaat zal beoordelen.

De markeringshechting wordt nauwkeurig beschreven en/of getekend op het formulier van de pathologie, zodat er geen verwarring ontstaat over de plaats van de markeringshechting. Voor een goede en adequate behandeling van de patiënt is het noodzakelijk precies te weten of alle snijvlakken van het preparaat tumorvrij zijn en, indien dit niet het geval is, waar een eventuele re-excisie noodzakelijk is.

Er vindt hemostase plaats door middel van coagulatie met behulp van een chirurgisch pincet vlg. Gillies en diathermie. In sommige ziekenhuizen wordt hierna 'schoon gesloten' (►par. 6.2.8).

De patiënt zal kortdurend een maagsonde krijgen om hem te kunnen voeden en de wond aan de tong rust te geven en zoende het genezingsproces te bevorderen.

De wondranden worden gehecht met een atraumatische resorbeerbare USP 3-0 hechting en een naaldvoerder vlg. Hegar en een chirurgisch pincet vlg. Gillies. In een aantal gevallen zal de excisie echter te groot zijn om primair te sluiten. Er is dan een vrij huidtransplantaat nodig om de wond goed te kunnen sluiten. Als er gebruik wordt gemaakt van een huidtransplantaat van het bovenbeen, wordt de huid ingesmeerd met paraffine. Met behulp van een elektrische dermatoom wordt een huidlapje van de gewenste dikte van het bovenbeen afgeschaafd. Op de wond op het bovenbeen wordt, direct na het afnemen van het huidtransplantaat, een gaas, dat gedrenkt is in lokaal anestheticum met adrenaline, gelegd om lokaal hemostase te bewerkstelligen.

Met het vrije huidtransplantaat wordt de afstand tussen de wondranden overbrugd. Het transplantaat wordt met een resorbeerbare USP 3-0 hechting vastgehecht met een naaldvoerder vlg. Hegar en een chirurgisch pincet vlg. Gillies.

Het gezicht wordt schoongemaakt, de lippen worden opnieuw ingesmeerd met vaseline en de maagsonde wordt aan de neus vastgeplakt.

Postoperatieve fase
Verbinden
Het bovenbeen wordt, nadat het gaas is verwijderd, afgeplakt met een wondfolie en voorzien van een drukverband met synthetische watten en een elastische zwachtel.

Kortetermijncomplicatie
Obstructie van de bovenste luchtwegen door oedeemvorming: per- en postoperatief krijgt de patiënt ter voorkoming hiervan corticosteroïden toegediend.

6.4.4 Maxillectomie

Specifieke informatie
Tumoren in het bot van de bovenkaak of in de neus of kwaadaardige tumoren van de sinus maxillaris en de kleine in het palatum gelegen speekselklieren komen niet veel voor en geven pas laat klachten.

6.4 · Operaties

operatie-indicatie	tumor in het bot van de bovenkaak of in de neus of kwaadaardige tumoren van de sinus maxillaris en de kleine in het gehemelte gelegen speekselklieren
doel van de operatie	(partiële) resectie van de bovenkaak

Preoperatieve fase
Apparatuur
- boormotor

Indien er ook een middenoordrain moet worden geplaatst:
- microscoop met 250 mm lens

Specifieke benodigdheden
- botinstrumentarium
- steriele tekenpen
- boor-/zaagnet
- dermatoom met disposable mes
- lokaal anestheticum met adrenaline
- maagsonde met opvangzakje
- blaasspuit
- paraffine
- wondfolie
- synthetische watten
- elastische zwachtel

Bij 'schoon sluiten':
- spoelvloeistof
- extra afdekmateriaal en instrumentarium

Voor het plaatsen van een middenoordrain:
- middenoordrainagenet
- middenoordrain

Indien er ook een tracheotomie wordt verricht:
- tracheotomienet
- tracheacanule
- uitzuigslang ch 10
- 10 ml spuit

Voor het plaatsen van de klosprothese:
- osteosyntheseschroeven
- naald vlg. Obwegeser of naald vlg. Kelsey Fry
- rvs-draad

Peroperatieve fase
Hierna volgt een beschrijving van een patiënt met een intra- en extraorale benadering vlg. Weber-Fergusson.

De ogen van de patiënt worden voorzien van vette oogzalf, zodat de cornea tijdens de operatie niet kan uitdrogen. Het gezicht wordt symmetrisch afgedekt en het bovenbeen wordt gedesinfecteerd en vierkant afgedekt. Om te voorkomen dat er bloed in de ogen komt, worden de oogleden preventief aan elkaar gehecht met een atraumatische niet-resorbeerbare USP 6-0 hechting met een kleine scherpe naald, een naaldvoerder vlg. Hegar en een chirurgisch pincet vlg. Gillies. De plaats van de incisie wordt met behulp van een steriele tekenpen aangegeven en geïnfiltreerd met een lokaal anestheticum met adrenaline.

Er wordt begonnen met een paranasale incisie met een mes 10. De incisie wordt gemaakt tot op het bot, door de bovenlip, langs de neus tot onder het oog. Hemostase van de wondranden vindt plaats met een chirurgisch pincet vlg. Gillies en diathermie. De ontstane wanglap wordt vrijgeprepareerd met een rasparatorium vlg. Williger of Freer tot aan het zygoma. Het zygoma wordt tot aan de verbinding met de maxilla vrijgeprepareerd. Indien nodig worden de weke delen met een diathermisch puntje doorgenomen.

Vervolgens wordt het zygoma met een reciproke zaag doorgenomen. Hierna wordt het periost van de orbitabodem afgeschoven met een rasparatorium vlg. Williger of Freer en wordt het mucoperiost van de laterale neuswand afgeschoven met hetzelfde rasparatorium. Met een reciproke zaag wordt de posterieure wand van het ethmoïd en de achter-/onderrand van de oribita doorgezaagd.

De operatie wordt hierna intraoraal voortgezet. De mondspreider vlg. Denhart, de wanghaak vlg. Sternberg en de gebogen tongspatel vlg. McIvor worden in situ gebracht. Er wordt een intraorale incisie in de omslagplooi van de maxilla gemaakt met een mes 10. De incisie loopt tussen de eventueel aanwezige gebitselementen door tot op het palatum. Het mucoperiost wordt met een rasparatorium vlg. Williger afgeschoven. De bovenkaak wordt met een osteotoom vlg. Le Fort en een hamer vlg. Hajek tussen eventueel nog aanwezige gebitselementen door doorgenomen. Het palatum wordt doorgezaagd met een reciproke zaag. Het preparaat is nu geheel los en kan worden verwijderd.

De ontstane holte wordt opgevuld met een tijdelijke klosprothese die tevens als drukverband dient. De klosprothese wordt soms bekleed met een autologe huidtransplantaat. Hiervoor wordt er een huidtransplantaat van het bovenbeen afgenomen. De huid wordt ingesmeerd met paraffine. Met behulp van een elektrische dermatoom wordt een huidlapje van de gewenste dikte van het bovenbeen afgeschaafd.

Op de wond op het bovenbeen wordt direct na het afnemen van het huidtransplantaat een gaas, dat gedrenkt is in een lokaal anestheticum met adrenaline, gelegd om lokaal hemostase te bewerkstelligen.

Indien nodig wordt er een tracheotomie verricht waarbij de patiënt een tijdelijke tracheacanule met cuff krijgt om te voorkomen dat de ademweg door de postoperatieve zwelling van de weke delen geobstrueerd raakt. Voor de beschrijving van een tracheotomie zie het boek *OZT Keel-, neus- en oorchirurgie*.

Plaatsen van klosprothese

Preoperatief is er een afdruk van de maxilla en het gebit gemaakt, op basis waarvan een tijdelijke klosprothese is vervaardigd. Deze wordt eventueel peroperatief aangepast en vervolgens gefixeerd met osteosyntheseschroeven. Soms wordt de klosprothese gefixeerd met perizygomadraden.

Voor het aanbrengen van de perizygomadraden plaatst men een steekincisie met een mesje 15, net naast de laterale ooghoek. Vervolgens wordt de naald vlg. Obwegeser langs de arcus zygomaticus naar de bovenkaak ingebracht. Het uiteinde van de voorgespannen, maximaal gerekte rvs-draad van 0,5 mm wordt door het oog van de naald vlg. Obwegeser gestoken. De naald wordt naar boven getrokken en vervolgens aan de andere kant van de arcus zygomaticus opnieuw naar beneden gestoken. De rvs-draad komt zo om de arcus zygomaticus te liggen. De procedure wordt aan de andere kant herhaald.

Nadat de draden om de bolders van de klos zijn gespannen, worden beide draden met behulp van een klem vlg. Pean tegelijkertijd om elkaar heen gedraaid (twijnen). De uiteinden worden afgeknipt met een metaaldraadknipschaar en omgebogen met een buigtang vlg. Goslee.

De wanglap wordt gesloten met een atraumatische resorbeerbare USP 3-0 hechting voor de subcutis en een atraumatische niet-resorbeerbare USP 5-0 hechting voor de huid met een naaldvoerder vlg. Hegar en een chirurgisch pincet vlg. Gillies.

Omdat de natuurlijke beluchting van de buis van Eustachius na de bovengenoemde ingreep wordt verstoord, wordt er vaak nog een middenoordrain bij de patiënt geplaatst door de KNO-arts. Voor de beschrijving zie het boek *OZT Keel-, neus- en oorchirurgie*.

Hierna is de operatie klaar en kan de keeltampon worden verwijderd en aan de collega's van de anesthesie worden getoond. Het gezicht wordt schoongemaakt, de hechtingen worden uit de beide oogleden verwijderd en de lippen worden opnieuw ingesmeerd met vaseline.

Postoperatieve fase
Verbinden

Het bovenbeen wordt, nadat het gaas is verwijderd, afgeplakt met een wondfolie en voorzien van een drukverband met synthetische watten en een elastische zwachtel.

Kortetermijncomplicatie

Obstructie van de bovenste luchtwegen door oedeemvorming: per- en postoperatief krijgt de patiënt ter voorkoming hiervan corticosteroïden toegediend.

Bijzondere ingrepen

7.1 Inleiding – 126

7.2 Operaties – 126
7.2.1 Verwijderen van de glandula sublingualis en omleiden van de ductus submandibularis beiderzijds – 126
7.2.2 Kaakhoekreductie – 128
7.2.3 Supraorbitale reductie/benige voorhoofdscorrectie/frontal bossing – 129
7.2.4 Mandibulotomie – 131
7.2.5 Sialendoscopie – 133

© Bohn Stafleu van Loghum is een imprint van Springer Media B.V., onderdeel van Springer Nature 2018
A. Schuurkamp en A. Detmar-van der Meulen, *Mond-, kaak- en aangezichtschirurgie*, Operatieve zorg en technieken, https://doi.org/10.1007/978-90-368-2109-4_7

7.1 Inleiding

Tot slot willen we nog enkele 'bijzondere' ingrepen binnen de mond-, kaak- en aangezichtschirurgie bespreken. De ingrepen zullen met name in de wat grotere klinieken plaatsvinden omdat ze vaak gekoppeld zijn aan een ander specialisme. De frontal bossing en de kaakhoekreductie komen meestal voor bij gender-man/vrouw-patiënten. Doordat de man/vrouw-operatie slechts in een paar grote ziekenhuizen plaatsvindt, zullen eventueel aanvullende ingrepen in het gelaat vaak ook in datzelfde ziekenhuis plaatsvinden. Wat betreft de mandibulotomie: deze wordt gebruikt bij grote oncologische ingrepen. Ook deze ingreep vindt in principe plaats in een groot of gespecialiseerd ziekenhuis.

Hoewel de genoemde ingrepen niet vaak voorkomen, worden zij toch beschreven om een zo volledig mogelijk overzicht te geven van de voorkomende kaakchirurgische ingrepen. Bij de specifieke informatie bij de desbetreffende ingrepen wordt kort nadere uitleg en enige achtergrondinformatie over de ingreep gegeven.

7.2 Operaties

7.2.1 Verwijderen van de glandula sublingualis en omleiden van de ductus submandibularis beiderzijds

Specifieke informatie

Elke dag wordt er een grote hoeveelheid speeksel geproduceerd door de grote en de kleine speekselklieren van de mond- en keelholte, in totaal 1 tot 1,5 liter per dag.

Tot de grote speekselklieren behoren de twee glandulae submandibulares, de twee glandulae sublinguales en de twee glandulae parotideae (◘fig. 7.1). Daarnaast heeft de mens nog talloze kleine accessoire speekselklieren. Deze liggen onder het slijmvlies van de mond- en keelholte.

De glandulae submandibulares liggen links en rechts onder de tong aan de binnenzijde van de mandibula en onder de musculus mylohyoideus. De glandulae sublinguales liggen onder de tong en de glandulae parotideae liggen aan beide zijden voor het oor.

Vanuit de dunne afvoerbuis van de glandula submandibularis komt het geproduceerde speeksel vlak achter de ondertanden terecht.

Vanaf de leeftijd van 2 jaar leert men de lippen te sluiten en het speeksel dat gedurende de gehele dag wordt geproduceerd, door te slikken. Patiënten, en met name kinderen, met een cerebrale parese hebben een gestoorde slikfunctie. Zij zijn niet in staat te leren hun speeksel door te slikken. Het gevolg hiervan is dat de kinderen kwijlen. Dit belemmert hen in hun sociale omgang. Ze hebben immers altijd een speekselsliert uit hun mond lopen en ook op hun kleding is een grote hoeveelheid vocht (speeksel) te zien. Het oude speeksel op de kleren ruikt heel onaangenaam.

Een van de behandelingen is het chirurgisch verwijderen van de glandulae sublinguales en het omleiden van de ductus (afvoergang) van de glandulae submandibulares, zodat het speeksel vooral niet meer achter de voortanden maar achter in de mondholte terechtkomt, waardoor het automatisch wordt doorgeslikt.

Postoperatief zullen deze kinderen veel minder kwijlen en beter kunnen functioneren in hun sociale omgeving.

7.2 · Operaties

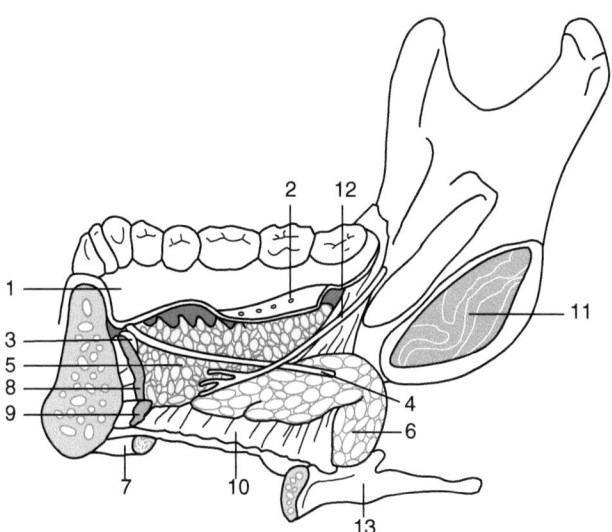

1 mucosa mandibula
2 ductuli sublinguales minores
3 ductus sublingualis major
4 ductus submandibularis
5 glandula sublingualis
6 glandula submandibularis
7 m. digastricus, venter aterior
8 m. genioglossus
9 m. geniohyoideus
10 m. mylohyoideus
11 m. pterygoideus medialis
12 n. lingualis
13 os hyoideum

Figuur 7.1 Glandula sublingualis, ductus submandibularis

operatie-indicatie een speekselvloed op basis van een slikstoornis
doel van de operatie verwijderen van de glandulae sublinguales en omleiden van de ductus submandibularis

Preoperatieve fase
Specifieke benodigdheden
- prepareerschaar vlg. Jameson

Peroperatieve fase

De mondspreider vlg. Denhart, de wanghaak vlg. Sternberg en de gebogen tongspatel vlg. McIvor worden ingebracht. Met een mesje 15 wordt een incisie gemaakt over het verloop van de glandula sublingualis. Met een prepareerschaar vlg. Jameson en een chirurgisch pincet vlg. Adson wordt de glandula sublingualis vrijgeprepareerd en verwijderd.

De ductus van de glandula submandibularis wordt opgezocht, vrijgeprepareerd en onderbonden met twee niet-resorbeerbare USP 2-0 onderbindingen. Hierna wordt de ductus onder de mucosa getunneld naar de laterale tongbasis. De ductus wordt vastgehecht aan de voorste farynxwand met atraumatische resorbeerbare USP 4-0 hechting met een naaldvoerder vlg. Hegar en een chirurgisch pincet vlg. Gillies.

De incisie over het verloop van de glandula sublingualis wordt gesloten met een atraumatische resorbeerbare USP 3-0 hechting met een naaldvoerder vlg. Hegar en een chirurgisch pincet vlg. Gillies.

De keeltampon wordt verwijderd en aan de collega's van de anesthesie getoond. Het gezicht wordt schoongemaakt en de lippen worden opnieuw ingesmeerd met vaseline.

7.2.2 Kaakhoekreductie

Specifieke informatie

Een kaakhoekreductie (◨fig. 7.2) wordt uitgevoerd bij patiënten met een asymmetrie van het gelaat ter hoogte van de kaakhoeken. Ook in het kader van de transgendercorrecties wordt deze operatie uitgevoerd. Bij deze patiëntengroep is het de bedoeling door middel van een kaakhoekreductie de masculiene onderste gezichtsbreedte van de man-vrouwtransseksueel te verminderen.

operatie-indicatie	als behandeling van een complicatie van eerder doorgemaakt trauma, waarbij een asymmetrie van het gelaat is ontstaan
	geprononceerde kaakhoeken
	masseterhypertrofie
	posttraumatische asymmetriëen
	transgendercorrectie
doel van de operatie	verminderen van de asymmetrie van het gelaat of versmallen van de onderste gezichtsbreedte

Preoperatieve fase
Apparatuur
- boormotor

Specifieke benodigdheden
- kaakosteotomienet
- boor-/zaagnet
- elektrische boor met spoelmogelijkheid op het handvat
- Lorenz-retractor
- lokaal anestheticum met adrenaline

Peroperatieve fase

Deze ingreep kan zowel unilateraal als bilateraal worden uitgevoerd. Na het inbrengen van de mondspreider vlg. Denhart, de wanghaak vlg. Sternberg en de gebogen tongspatel vlg. McIvor wordt de incisieplaats geïnfiltreerd met een lokaal anestheticum met adrenaline. Vervolgens wordt er met een mesje 15 een incisie aan de voorrand van de ramus mandibula gemaakt. Met een rasparatorium vlg. Willinger of Freer wordt het mucoperiost zodanig afgeschoven dat een ruim gebied rond de kaakhoek is vrijgelegd. De Obwegeser-buitenhaak wordt ingebracht. Afhankelijk van het volume van het te verwijderen bot, de vorm van de kaakhoek en het zicht op de ramus wordt een retractor vlg. Lorenz achter de ramus mandibula geplaatst. De retractor vlg. Lorenz voorkomt het naar mediaal 'wegvallen' van de losgezaagde kaakhoek door tractie van de musculus pterygoideus medialis.

Met een gehoekte oscillerende zaag wordt de kaakhoek doorgenomen en vervolgens met vattende beentangen verwijderd.

7.2 · Operaties

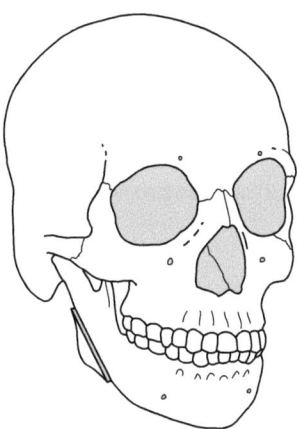

Figuur 7.2 Kaakhoekreductie

Indien nodig wordt de procedure van de andere kaakhoek op identieke wijze uitgevoerd. Het streven is dan om aan beide zijden eenzelfde volumereductie te bereiken. Het is dan ook raadzaam de verwijderde kaakhoek te bewaren totdat de procedure aan beide zijden is afgerond.

Hierna wordt het mucoperiost gesloten met een atraumatische resorbeerbare USP 3-0 hechting met een naaldvoerder vlg. Hegar en een chirurgisch pincet vlg. Gillies.

De keeltampon wordt verwijderd en aan de collega's van de anesthesie getoond. Het gezicht wordt schoongemaakt en de lippen worden opnieuw ingesmeerd met vaseline.

Postoperatieve fase
Verbinden
Tegen de zwelling wordt postoperatief, met behulp van een elastische pleister, een drukverband over de kaakhoek aangebracht.

Kortetermijncomplicatie
Tijdelijk sensibiliteitsverlies door beschadiging van de nervus alveolaris inferior.

Langetermijncomplicatie
Blijvende schade door beschadiging van de nervus alveolaris inferior.

7.2.3 Supraorbitale reductie/benige voorhoofdscorrectie/frontal bossing

Specifieke informatie
Deze ingreep kan worden toegepast bij craniofaciale correcties van het voorhoofd en ook als esthetische correctie bij een supraorbitale prominentie, bijvoorbeeld als ongewenst masculien kenmerk bij een man-vrouwtransseksueel. Het geprononceerde os frontale kan met deze ingreep worden gereduceerd.

operatie-indicatie	geprononceerd os frontale
doel van de operatie	reductie van de supraorbitale prominentie door correctie van het os frontale

Preoperatieve fase
Apparatuur
- boormotor

Specifieke benodigdheden
- osteosynthesenet met mini-osteosyntheseplaten en mini-osteosyntheseschroeven
- boorsetje met diverse boortjes
- boor-/zaagnet
- elektrische boor met spoelmogelijkheid op het handvat
- lokaal anestheticum met adrenaline

Extra benodigdheden bij een coronale benadering:
- jodiumzalf
- jodiumzeep
- chirurgische nietjes
- deppertjes voor in het oor
- elastiekjes
- haargel
- kam
- raneycliptangen en raneyclips
- steriele watten
- wonddrain met bijbehorend opvangsysteem
- zwachtel

Peroperatieve fase
De patiënt wordt oraal geïntubeerd. Bij deze ingreep wordt er gekozen voor een coronale benadering, dus met een incisie in de behaarde hoofdhuid. De haren van de patiënt worden gewassen met Betadine®-zeep. Hierna wordt met behulp van een kam een scheiding getrokken op de plaats van de incisie. Het aanwezige haar wordt met Betadine®-zalf of haargel of vlechtjes buiten het operatiegebied gehouden.

Nadat de haren van de patiënt zijn voorbehandeld en er eventueel een smalle strook haar is weggeschoren met een tondeuse, worden de behaarde hoofdhuid en het volledige gezicht tot aan de bovenlip afgedekt, waarbij de oren zichtbaar blijven. In beide oren wordt een deppertje geplaatst om te voorkomen dat er bloed in het oor komt. Bloed in het oor geeft postoperatief pijn en vermindering van het gehoor.

Nadat de plaats van de incisie is geïnfiltreerd met een lokaal anestheticum met adrenaline wordt er een coronale incisie gemaakt met een mesje 10 en een chirurgisch pincet vlg. Gillies. De coronale incisie begint links en rechts supra-auriculair zaagtandvormig. Boven op het hoofd wordt deze recht doorgezet. Er wordt om esthetische redenen voor de zigzagincisie gekozen, omdat deze, vooral bij nat haar, minder zichtbaar is dan een rechte incisie.

De incisie gaat door de huid, subcutis en galea. De bloedingen van de huidlap worden door het plaatsen van raneyclips op de wondranden gestelpt. De lap wordt tot 4 cm boven de margo supraorbitalis ondermijnd met behulp van een rasparatorium vlg. Williger of Freer. Hierna volgt de periostsnede en het afschuiven van het periost van het schedelbot met een rasparatorium vlg. Williger, Freer of Faraboeuf.

Ter hoogte van de sinus frontalis wordt met behulp van een fissuurboortje een luikje geprepareerd en uitgenomen. De afmetingen van het luikje zijn preoperatief met beeldvorming bepaald. Per patiënt verschilt het van formaat. Het uitgenomen botstukje wordt aangepast en gemoduleerd aan de binnenzijde, waarna het dieper in de sinus frontalis kan worden teruggeplaatst. Door het botstuk aan de binnenzijde te modelleren blijft het zichtbare deel van het botstuk zijn natuurlijke vorm houden.

Na het terugplaatsen van het botstukje wordt de huidlap op zijn plaats teruggelegd om het resultaat van het aangepaste voorhoofdsbot te beoordelen. Zodra er een goed resultaat is bereikt, wordt het botstukje gefixeerd met micro-osteosyntheseplaatjes en micro-schroeven. De gekozen plaatjes worden in de juiste vorm gebogen met een platbek-plaatbuigtang vlg. Goslee en een driepunts-plaatbuigtangetje. De plaatjes worden bij voorkeur dwars op de zaagsnede geplaatst.

Met behulp een tamponstopper vlg. Luniatschek of plaathouder vlg. Lindorf worden de plaatjes tijdens het boren van de schroefgaten gefixeerd. Er wordt geboord met een spiraalboor. Hierbij is de diameter van de boor afhankelijk van de te plaatsen schroeven. Hierna worden de schroeven ingebracht.

De raneyclips worden verwijderd van de huidlap en hierna volgt hemostase met diathermie en een chirurgisch pincet vlg. Gillies. Vervolgens wordt de wonddrain (meestal een platte drain, met een passieve werking) geplaatst. De wond wordt in lagen gesloten met atraumatische resorbeerbare USP 3-0 hechting met een naaldvoerder vlg. Hegar en een chirurgisch pincet vlg. Gillies. De huid wordt met chirurgische nietjes of een atraumatische huidhechting gesloten. De wond en de haren worden schoongemaakt en de deppertjes worden uit de oren verwijderd.

Postoperatieve fase
Verbinden
De patiënt krijgt gedurende 48 uur een drukkend hoofdverband.

Kortetermijncomplicaties
Pijn in het oor door bloed in het oor.
Gehoorverlies door bloed in het oor.

Langetermijncomplicaties
Osteonecrose.
Beschadiging nervus supraorbitalis.

7.2.4 Mandibulotomie

Specifieke informatie
Voor het verwijderen van tumoren is een goede bereikbaarheid van het tumorgebied noodzakelijk. De tumoren van de mondholte en de orofarynx zijn vaak moeilijk te bereiken, waardoor een adequate tumorresectie zonder een mandibulotomie vaak niet mogelijk is. De mandibulotomie is slechts een klein onderdeel van de operatie. Nadat de onderlip is doorgenomen, de onderkaak (para)mediaan is doorgezaagd en de mondbodem met de musculus mylohyoideus is doorgenomen, kan het proximale deel van de mandibula naar lateraal worden bewogen. Dit wordt een 'lateral swing' genoemd. Met behulp van de lateral swing is het dorsale deel van de mondholte en de orofarynx beter te bereiken. Na de tumorresectie en de wekedelenreconstructie van de mondbodem of orofarynx wordt de continuïteit van de mandibula weer hersteld door het aanbrengen van een of meer plaatosteosynthesen.

operatie-indicatie	het verwijderen van een dorsaal in de mondholte of in de orofarynx gelegen tumor
doel van de operatie	het creëren van een betere toegang tot de mondholte of orofarynxtumor

Preoperatieve fase
Apparatuur
- boormotor

Specifieke benodigdheden
- dun osteotoom, model 'ijsschepje'
- net met reconstructie- en osteosyntheseplaten en -schroeven
- eventueel disposable zaagblad
- boor-/zaagnet
- elektrische boor met spoelmogelijkheid op het handvat
- elastische pleister 2 cm breed

Peroperatieve fase
Voorafgaand aan de mandibulotomie is er vaak al een halsklierdissectie verricht en is de onderlip al doorgenomen. Er worden twee haken vlg. Langenbeck achter de flappen van de gespleten onderlip geplaatst. Er volgt een incisie met een mesje 15 in de buccale omslagplooi. Hierna wordt het mucoperiost met een rasparatorium vlg. Williger of Freer afgeschoven tot op zowel de buitenste als de binnenste cortex. Hierbij worden de nervus mentalis links en de nervus mentalis rechts geïdentificeerd en zo mogelijk gespaard. Bij een paramediane mandibulotomie wordt de onderkaak ten minste 6 mm ventraal van het foramen mentale doorgenomen.

Bij een patiënt met een eigen dentitie wordt een (ten minste zes-gats) reconstructieplaat voorgebogen en geadapteerd. De reconstructieplaat wordt in eerste instantie op de onderkaak gefixeerd met twee plaatfixatietangen. Hierna worden de schroefgaten geboord met een spiraalboor, zo nodig met behulp van een boorgeleider. De lengte van de osteosyntheseschroeven wordt gemeten met een lengtemeter, waarna de schroefgaten zo nodig worden voorgetapt. De afmetingen van de platen en schroeven kunnen per osteosynthesesysteem verschillen.

Een goede registratie van de positie van de reconstructieplaat en de lengte van de osteosyntheseschroeven is noodzakelijk om na de tumorresectie weer een goede fixatie van de onderkaak mogelijk te maken. Hierbij is het van belang dat de reconstructieplaat en de osteosyntheseschroeven weer op de juiste plaats worden aangebracht. Na de bovenbeschreven procedure worden de osteosyntheseschroeven en de desbetreffende reconstructieplaat verwijderd en kan de mandibulotomie worden uitgevoerd.

Voorafgaand aan de mandibulotomie wordt bepaald tussen welke gebitselementen de mandibulotomie zal worden verricht. Met een reciproke zaag en een kleine broodzaag wordt de mandibula van onder naar boven doorgezaagd tot op het niveau van de wortels van de gebitselementen. Ter voorkoming van beschadiging van de wortels van de gebitselementen wordt het laatste deel van de mandibulotomie verricht met een smalle osteotoom en een hamer vlg. Hajek.

Nadat de tumor is verwijderd en de wekedelenreconstructie van bijvoorbeeld de mondbodem is uitgevoerd, wordt de continuïteit van de mandibula weer hersteld door de van tevoren gebogen en geschroefde reconstructieplaat terug te plaatsen en te fixeren op de onderkaak. Als deze procedure goed wordt uitgevoerd, zal de gebitsocclusie bij de patiënt met een eigen dentitie niet of nauwelijks zijn gewijzigd.

Bij de edentate patiënt kan de continuïteit van de onderkaak worden hersteld met het aanbrengen van een reconstructieplaat of twee mini-osteosyntheseplaten. Beide hoeven niet vooraf te worden voorgebogen en aangebracht, omdat bij de edentate patiënt geen rekening hoeft te worden gehouden met het herstel van de gebitsocclusie. De uitgekozen mini-osteosyntheseplaten, veelal een 2,0 mm plaatsysteem, worden in de juiste vorm gebogen met een plaatbuigtang vlg. Goslee en een driepunts-plaatbuigtangetje. Met behulp van een tamponstopper vlg. Luniatschek of een plaathouder vlg. Lindorf worden de osteosyntheseplaatjes tijdens het boren van de schroefgaten gefixeerd. Er wordt geboord met een spiraalboor. Hierbij is de diameter afhankelijk van de te plaatsen schroeven. Hierna worden de schroeven ingebracht.

Na het herstellen van de continuïteit c.q. fixatie van de onderkaak wordt het mucoperiost gesloten met een atraumatische resorbeerbare USP 3-0 hechting met een naaldvoerder vlg. Hegar en een chirurgisch pincet vlg. Gillies. Hierna worden de onderlip en hals gesloten.

Postoperatieve fase
Kortetermijncomplicaties

Parodontale problemen ter plaatse van de mandibulotomie.
Beschadiging van de wortels van gebitselementen.
Infectie ter plaatse van de mandibulotomie.
Non-union ter plaatse van de mandibulotomie.
Osteonecrose.

7.2.5 Sialendoscopie

Specifieke informatie

De sialendoscopie is een minimaal invasieve techniek om obstructies op te sporen in de ductus van de glandula parotis of van de glandula submandibularis. Er wordt gebruikgemaakt van dunne optieken met een doorsnede variërend van 0,8 mm tot 1,6 mm. Alle optieken zijn voorzien van een spoelkanaal.

operatie-indicaties	'mealtime syndrome': door een obstructie van de ductus kan het speeksel dat voor en tijdens de maaltijd wordt geproduceerd niet weg. Dit geeft een pijnlijke zwelling die op den duur niet meer verdwijnt
doel van de operatie	opheffen van de obstructie

Apparatuur
- camera;
- videotoren;
- lichtkast.

Specifieke benodigdheden
- sial-optieken in verschillende maten;
- sial-instrumentarium (bougies, paktangen, enz.);
- disposable instrumentarium (ballonkatheter, steenvangers);
- lokaal anestheticum met adrenaline.

Peroperatieve fase
De mondspreider vlg. Denhart, wanghaak vlg. Sternberg en de gebogen tongspatel vlg. McIvor worden ingebracht en men begint met het identificeren van de ductus. Met behulp van bougies wordt de ductus opgerekt totdat het mogelijk is een optiek op te voeren. Afhankelijk van de bevindingen wordt geprobeerd de obstructie middels spoelen met NaCl 0,9 % of eventueel met corticosteroïden (ontstekingsremmend) op te heffen.

Een speekselsteen kan met behulp van een ballonkatheter of korfje worden verwijderd. Mocht de steen te groot zijn om via de scopie te verwijderen, dan kan worden besloten om de steen, eventueel op geleide van een scopie, chirurgisch te verwijderen.

Na afloop van de scopie worden de mondspreider, tongspatel en wanghaak verwijderd. Het gezicht wordt schoongemaakt en de lippen worden opnieuw ingesmeerd met vaseline.

Postoperatieve fase
Kortetermijncomplicatie
Peroperatieve perforatie van de ductuswand, waardoor de ingreep afgebroken moet worden.

Bijlagen

Chirurgisch instrumentarium – 136

Literatuur – 156

Register – 158

© Bohn Stafleu van Loghum is een imprint van Springer Media B.V., onderdeel van Springer Nature 2018
A. Schuurkamp en A. Detmar-van der Meulen, *Mond-, kaak- en aangezichtschirurgie*, Operatieve zorg en technieken, https://doi.org/10.1007/978-90-368-2109-4

Chirurgisch instrumentarium

In deze bijlage is een selectie van instrumentarium opgenomen dat specifiek in de mond-, kaak- en aangezichtschirurgie wordt gebruikt. In de beschrijving van het instrumentarium komen daarbij de catalogusnaam (eventueel de veelgehoorde bijnaam), het gebruiksdoel en de relatie tussen de vorm en de functie van het instrument aan bod.

Voor de basisprincipes van de instrumentenleer kan worden verwezen naar het boek *OZT Basisboek operatieve zorg en technieken* en de *OZT Instrumentenatlas*. Voor de duidelijkheid zijn de instrumenten gerangschikt op alfabetische volgorde van de soort instrumenten.

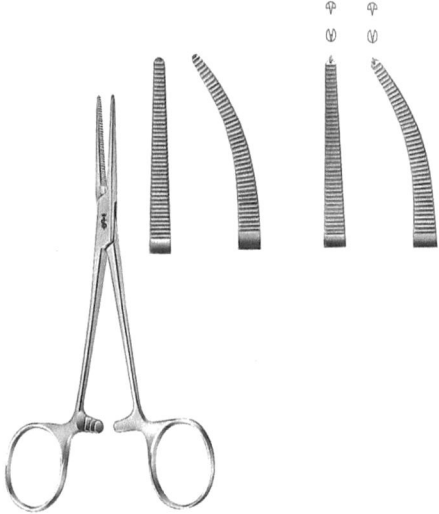

- **Naam: Arterieklem vlg. Crile met punten**

Gebruiksdoel: Met de punten van de klem worden structuren beetgepakt die stug zijn en niet hoeven te worden gespaard.

Relatie vorm/functie: Dit is een voorbeeld uit de familie van de vaat-opofferende klemmen (vaatsparende klemmen hebben een afwijkend bekprofiel). Voor de afgebeelde vaatopofferende klem geldt dat de binnenzijde van de bek is voorzien van dwarse strepen om het spontaan 'afglijden' van de klem te voorkomen. Daarnaast zorgen deze ribbels ervoor dat het elastische gladde weefsel van het bloedvat bij het sluiten van de bek op zijn plaats blijft. Een gladde klem heeft de neiging bij sluiting het weefsel 'voor zich uit te duwen'. De binnenzijde van de bek mag vrij grof zijn omdat deze klemmen worden gebruikt voor het ligeren. De meeste vaatklemmen zijn verkrijgbaar in een chirurgische en een anatomische uitvoering, net als pincetten. 'Klemmen met punten' hebben een verbeterde grip op glad en stug weefsel en sluiten het weefsel beter op.

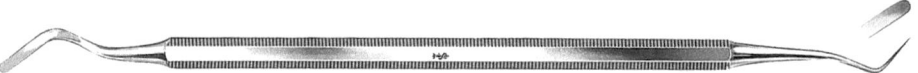

- **Naam: Ash plat**

Gebruiksdoel: Inspecteren.

Relatie vorm/functie: Het handvat is rond, zodat het instrument tijdens het hanteren gemakkelijk te manipuleren is. De uiteinden bevatten aan beide kanten een spatel onder verschillende hoeken.

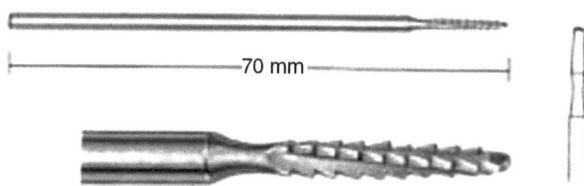

- **Naam: Boor vlg. Lindemann**

Gebruiksdoel: Het maken van een horizontale en een verticale botsnede in de mandibula.

Relatie vorm/functie: De onderkant van de boor is glad; deze wordt in het boorhandstuk gefixeerd. De boorkop bevat tandjes en is dus scherp.

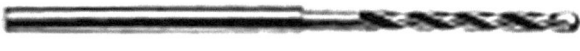

- **Naam: Boor, spiraalboor**

Gebruiksdoel: Het boren van de schroefgaten in het bot.

Relatie vorm/functie: De onderkant van de boor is glad; deze wordt in het boorhandstuk gefixeerd. De boor heeft scherpe windingen, waardoor er bij het ronddraaien van de boor een gat wordt gemaakt.

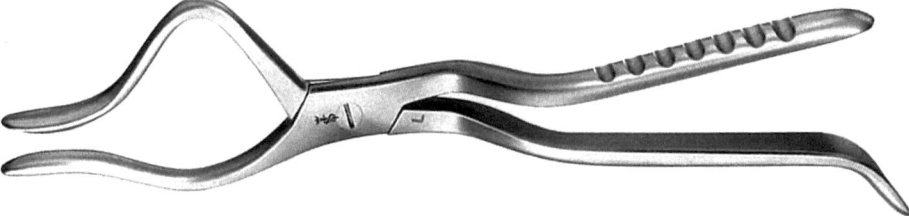

- **Naam: Desimpactietang vlg. Rowe-Mühlbauer**

Gebruiksdoel: Het naar voren halen van de maxilla.

Relatie vorm/functie: De bek is asymmetrisch, waardoor hij zich aanpast aan de vorm van het palatum. De grote bocht in een van de bladen is gemaakt om te voorkomen dat de tanden beschadigd worden. Het slot is kruisend. De benen zijn slank en lang, zodat bij hantering het zicht van de operateur niet wordt belemmerd. Er bestaat een tang voor links en een tang voor rechts.

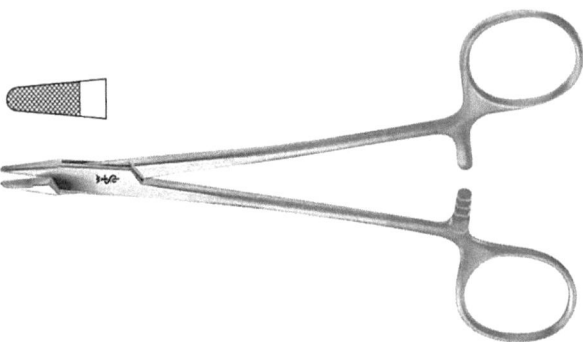

- **Naam: Draadspantang vlg. Pean**

Gebruiksdoel: De tang wordt gebruikt bij het twijnen van de rvs-draden.

Relatie vorm/functie: De rvs-draden worden gevat in de bek van de tang, waarna de operateur met één hand de draden om elkaar en onder spanning kan draaien.

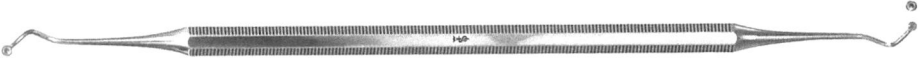

- **Naam: Excavator, ook bekend onder de naam scherpe lepel vlg. Hemingway**

Gebruiksdoel: Het verwijderen van stukjes botuitsteeksel.

Relatie vorm/functie: Aan de beide uiteinden bevindt zich een scherpe lepel onder een hoek van 30°. De scherpe lepeltjes zijn verschillend van grootte. De hoek van 30° zorgt ervoor dat het operatiezicht niet wordt belemmerd en dat er ook achter in de mond kan worden gewerkt.

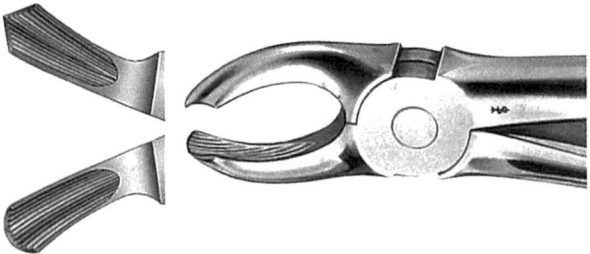

- **Naam: Extractietang voor molaren in de bovenkaak links**

Gebruiksdoel: Het extraheren van molaren links in de bovenkaak.

Relatie vorm/functie: De bek van een extractietang sluit niet, zodat het desbetreffende element niet door de tang wordt verbrijzeld. De binnenkant van de bek is bekleed met lengtegroeven. Hierdoor krijgt men veel grip op het element. Het slot is kruisend. De greep van de tang is lang, zodat er door de instrumentwerking grote kracht op de bek kan worden uitgeoefend.

De extractietangen voor de bovenkaak zijn recht van vorm omdat de elementen in de bovenkaak recht naar beneden worden geëxtraheerd. Bij de extractietangen voor de onderkaak maakt de bek van de tang een hoek van 90 graden met de greep van de tang. Hierdoor ontstaat er bij extractie van elementen uit de onderkaak geen schade aan het bovengebit.

Een kies in de bovenkaak bevat drie wortels: twee aan de buitenzijde en een aan de binnenzijde. De bek van de extractietang voor deze kiezen bevat aan één kant een puntvorm (om aan de zijde te zetten van de twee wortels = buitenkant) en aan één kant een bolling (om aan de zijde te zetten met één wortel = binnenkant). Hierdoor zijn er voor de extractietangen van de bovenkaak dus linker- en rechtertangen nodig.

De kiezen van de onderkaak bevatten twee wortels. Daarom heeft een tang voor deze kiezen een bek met aan weerszijden twee punten. Deze grijpen aan tussen de wortels van de kies. Er bestaat bij de extractietangen van de onderkaak dan ook geen verschil tussen links en rechts.

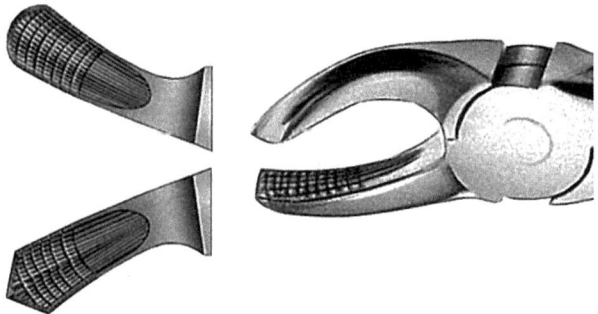

- **Naam: Extractietang voor molaren in de bovenkaak rechts**

Gebruiksdoel: Het extraheren van molaren rechts in de bovenkaak.

Relatie vorm/functie: Zie de beschrijving van de extractietang voor molaren in de bovenkaak links.

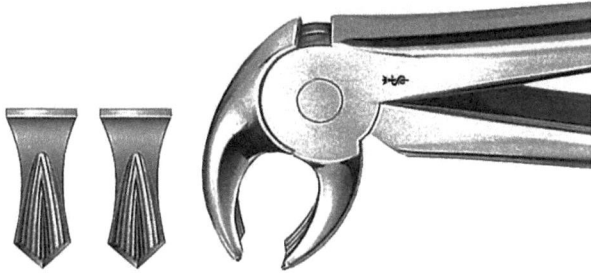

- **Naam: Extractietang voor molaren in de onderkaak**

Gebruiksdoel: Het extraheren van molaren en verstandskiezen in de onderkaak.

Relatie vorm/functie: Zie de beschrijving van de extractietang voor molaren in de bovenkaak links.

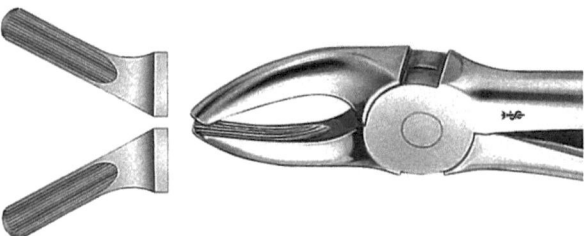

- **Naam: Extractietang voor premolaren in de bovenkaak**

Gebruiksdoel: Het extraheren van de premolaren in de bovenkaak.

Relatie vorm/functie: Zie de beschrijving van de extractietang voor molaren in de bovenkaak links.

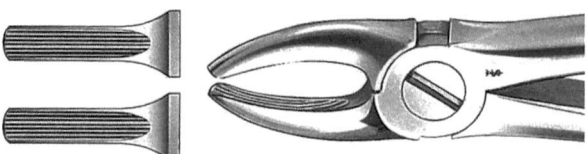

- **Naam: Extractietang voor tanden in de bovenkaak**

Gebruiksdoel: Het extraheren van de tanden in de bovenkaak.

Relatie vorm/functie: Zie de beschrijving van de extractietang voor molaren in de bovenkaak links.

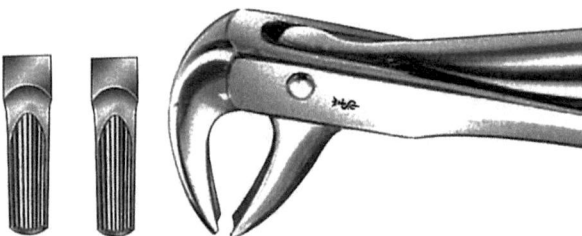

- **Naam: Extractietang voor tanden in de onderkaak**

Gebruiksdoel: Het extraheren van de tanden in de onderkaak.

Relatie vorm/functie: Zie de beschrijving van de extractietang voor molaren in de bovenkaak links.

Chirurgisch instrumentarium

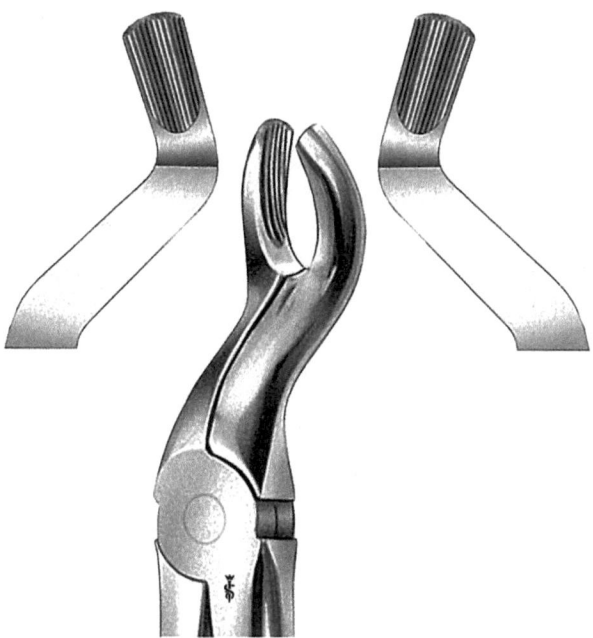

- **Naam: Extractietang voor verstandskiezen in de bovenkaak**
  Gebruiksdoel: Het extraheren van verstandskiezen in de bovenkaak.

  Relatie vorm/functie: Zie de beschrijving van de extractietang voor molaren in de bovenkaak links.

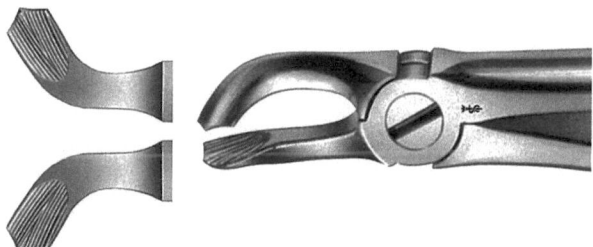

- **Naam: Extractietang voor verstandskiezen in de onderkaak**
  Gebruiksdoel: Het extraheren van verstandskiezen in de onderkaak.

  Relatie vorm/functie: Zie de beschrijving van de extractietang voor molaren in de bovenkaak links.

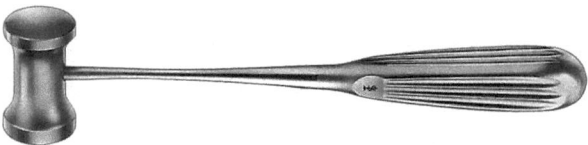

- **Naam: Hamer vlg. Hajek**
Gebruiksdoel: Het hameren.

Relatie vorm/functie: De hamer heeft een slanke hamersteel. Mede door het lage gewicht (140 gram) kan er zacht worden gehamerd.

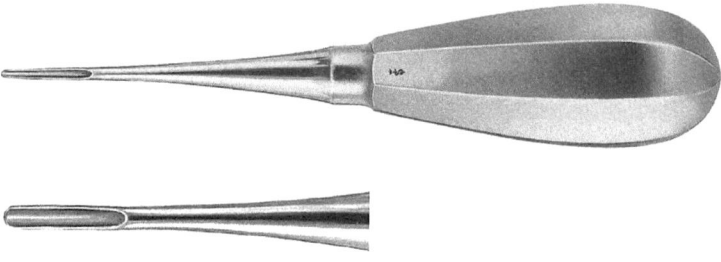

- **Naam: Hevel vlg. Bein**
Gebruiksdoel: Loshevelen van een element uit de alveole.

Relatie vorm/functie: De hevel heeft een halfronde steel en een dik handvat dat goed in de hand ligt, waardoor er kracht kan worden gezet. De hevel wordt onder de kroon van het te extraheren element gezet en het element wordt uit de alveole geheveld.

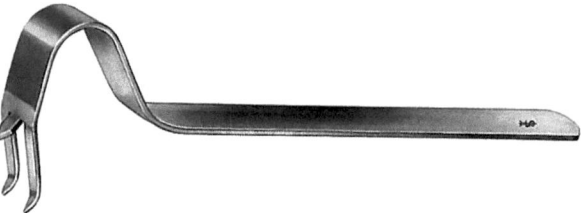

- **Naam: Kinretractor vlg. Obwegeser**
Gebruiksdoel: Het presenteren van de kin.

Relatie vorm/functie: De bolling valt over de lip heen en beschermt de lip tijdens het maken van de osteotomielijnen. Het tweetandige uiteinde kan op de kin worden geplaatst. Door de twee tanden wordt er veel grip verkregen.

Chirurgisch instrumentarium

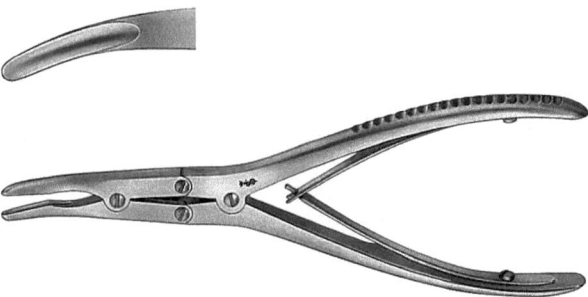

- **Naam: Knabbeltang vlg. Beyer**

Gebruiksdoel: Bot afknabbelen.

Relatie vorm/functie: Dit is een smalle knabbeltang met een licht gebogen bek. Daardoor is de tang uitermate geschikt voor kleine en smalle ruimten.

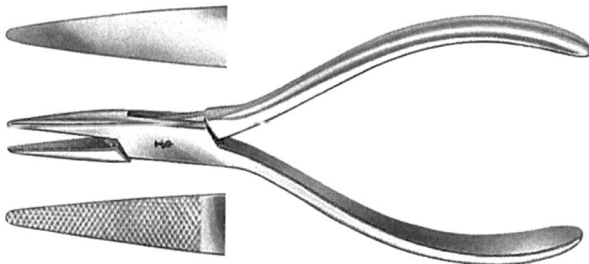

- **Naam: Metaalbuigtang vlg. Goslee, ook bekend als twisttang vlg. Obwegeser**

Gebruiksdoel: Het ombuigen van mini-osteosystheseplaatjes en het ombuigen van rvs-draden.

Relatie vorm/functie: De platte bek zorgt ervoor dat er veel grip wordt verkregen op de rvs-draden of de mini-osteosyntheseplaatjes. De benen zijn bolvormig, zodat het instrument gemakkelijk in de hand ligt en goed kan worden dichtgeknepen.

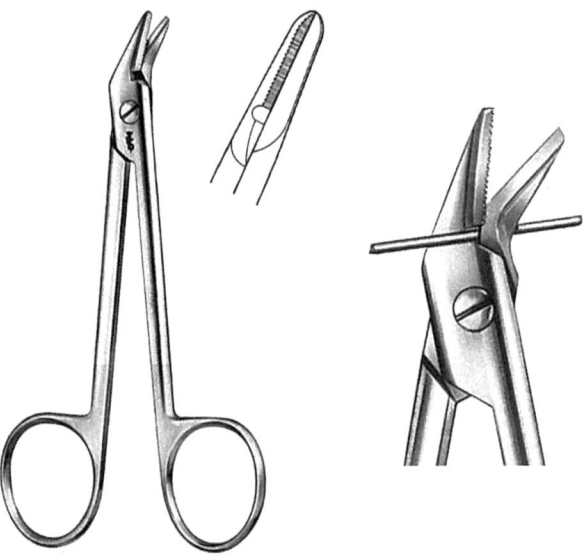

- **Naam: Metaaldraadknipschaar**

Gebruiksdoel: Het afknippen van rvs-draden en het knippen van titanium mesh.

Relatie vorm/functie: De schaar heeft speciaal geharde snijkanten voor het knippen van rvs-draden en titanium mesh.

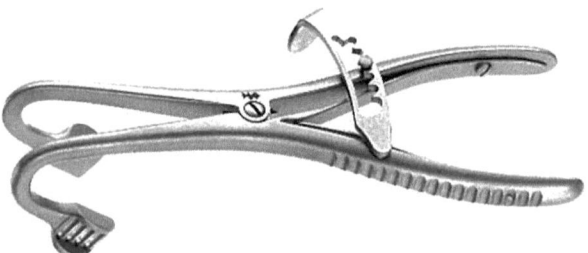

- **Naam: Mondspreider vlg. Denhart**

Gebruiksdoel: Openhouden van de mond bij chirurgie in de mond.

Relatie vorm/functie: De sterk gebogen vaste bladen passen om boven- en onderelementen van de patiënt. De benen zijn bolvormig, waardoor de spreider gemakkelijk in de hand ligt en goed kan worden dichtgeknepen. Door het dichtknijpen wordt de spreider geopend. Op de benen bevindt zich een crémaillère.

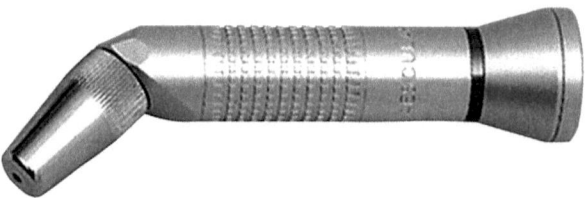

- **Naam: Mucotoomhandstuk vlg. Mörmann met gebogen uiteinde**

Gebruiksdoel: Handstuk voor boormotor waarop een mucotoomkopje voor intraoraal gebruik kan worden geplaatst.

Relatie vorm/functie: Het uiteinde van het handvat is gebogen om het zicht niet te belemmeren.

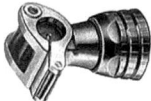

- **Naam: Mucutoomkopje voor intraoraal gebruik**

Gebruiksdoel: Houder voor mucotoommesje.

Relatie vorm/functie: Het kopje wordt op het gebogen uiteinde van het handstuk geplaatst. Met het mesje dat zich in het kopje bevindt, wordt een mucosalapje met een vaste breedte en dikte van het palatum durum afgenomen.

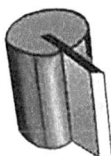

- **Naam: Mucutoommesje voor een mucotoomkopje**

Gebruiksdoel: Afnemen van een mucosalapje van het palatum durum.

Relatie vorm/functie: Met het mesje wordt een mucosalapje met een vaste breedte en dikte van het palatum durum afgenomen.

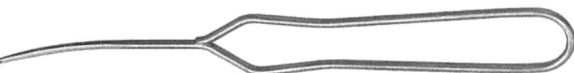

- **Naam: Naald gebogen vlg. Kelsey Fry**

Gebruiksdoel: Het om de zygoma heen halen van de draden.

Relatie vorm/functie: De punt is scherp en snijdt dus gemakkelijk door de weefsels heen. Het oog is bedoeld om er een USP of een rvs-draad doorheen te halen. De naald is smal, zodat er zo min mogelijk trauma van de weefsels plaatsvindt. De lengte van de naald is 17,5 cm.

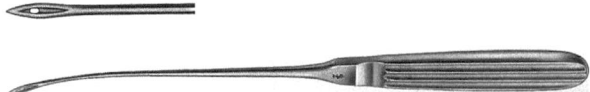

- **Naam: Naald vlg. Obwegeser, ook bekend onder de naam els vlg. Obwegeser**

Gebruiksdoel: Het om de zygoma heen halen van de draden.

Relatie vorm/functie: De punt is scherp en snijdt dus gemakkelijk door de weefsels heen. Het oog is bedoeld om een USP of een rvs-draad doorheen te halen. De naald is smal, zodat er zo min mogelijk trauma van de weefsels plaatsvindt.

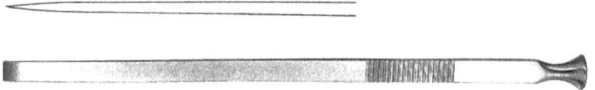

- **Naam: Osteotomen vlg. Epker**

Gebruiksdoel: Het maken van osteotomielijnen.

Relatie vorm/functie: De bovenkant is scherp en aan twee kanten geslepen, in tegenstelling tot een beitel die aan één kant geslepen is. Dit staat garant voor een smal splijtvlak. De onderkant is vlak, zodat hier met een hamer op kan worden geslagen. De richting waarin het osteotoom wordt geplaatst, bepaalt de richting waarin de osteotomie wordt gemaakt. De osteotomen zijn er in verschillende maten.

Bron: Stryker Leibinger GmbH & CO. KG Freiburg 'Copyrighted by Stryker'.

- **Naam: Osteotoom gebogen met knop**

Gebruiksdoel: Het maken van osteotomielijnen.

Relatie vorm/functie: De bovenkant is scherp en aan twee kanten geslepen, in tegenstelling tot een beitel die aan één kant geslepen is. De onderkant is vlak, zodat hier met een hamer op kan worden geslagen. De richting waarin het osteotoom wordt geplaatst, bepaalt de richting waarin de osteotomielijn wordt gemaakt. Aan de bovenkant van dit osteotoom zit een stomp knopje, dat het omringende weefsel tijdens het maken van de osteotomie beschermt.

Bron: Stryker Leibinger GmbH & CO. KG Freiburg 'Copyrighted by Stryker'.

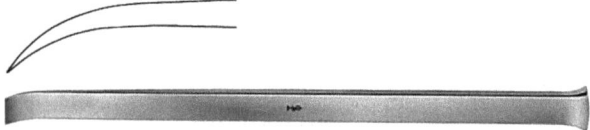

- **Naam: Osteotoom vlg. Le Fort of Obwegeser**

Gebruiksdoel: Het maken van een osteotomie van de maxilla.

Relatie vorm/functie: De bovenkant is scherp. Aan de bovenkant zit een bocht. Deze verloopt in de richting van de anatomische lijn van de maxilla. De onderkant is vlak, zodat er met een hamer op kan worden geslagen.

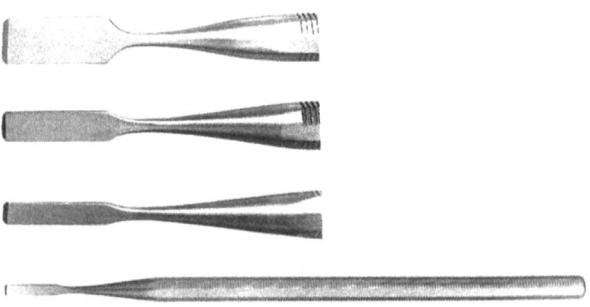

- **Naam: Osteotoom model 'ijsschepje'**

Gebruiksdoel: Het maken van een osteotomie in de interdentale ruimte.

Relatie vorm/functie: Het osteotoom heeft een extra smal bovendeel, waardoor het op een ijsschepje lijkt. Door het smalle bovendeel van het osteotoom kan het in een zeer kleine ruimte worden gebruikt, zoals de interdentale ruimte tussen twee elementen.
   Bron: Stryker Leibinger GmbH & CO. KG Freiburg 'Copyrighted by Stryker'.

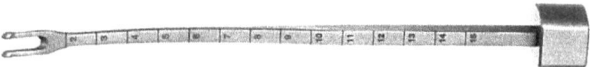

- **Naam: Osteotoom neusseptum vlg. Obwegeser**

Gebruiksdoel: Het klieven van het benige neusseptum.

Relatie vorm/functie: Het osteotoom heeft een U-vorm. Aan de uiteinden van de U-vorm bevinden zich beschermknopjes die tijdens het aanbrengen van de osteotomie voorkomen dat er beschadigingen van het slijmvlies ontstaan.
   Bron: Stryker Leibinger GmbH & CO. KG Freiburg 'Copyrighted by Stryker'.

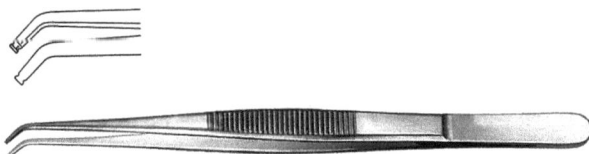

- **Naam: Plaatpincet**

Gebruiksdoel: Het vasthouden van de mini-osteosyntheseplaat tijdens het positioneren van de plaat en het boren van de schroefgaten.

Relatie vorm/functie: De benen van het pincet zijn aan de bovenzijde sterk gebogen en bevatten aan de buitenkant een half rondje. De gebogen uiteinden passen dankzij de aanwezige halve rondjes precies in de gaten van de mini-osteosyntheseplaten, waardoor een goede fixatie mogelijk is. De benen van het pincet zijn lang om het zicht niet te belemmeren.
   Bron: KLS Martin Tuttlingen.

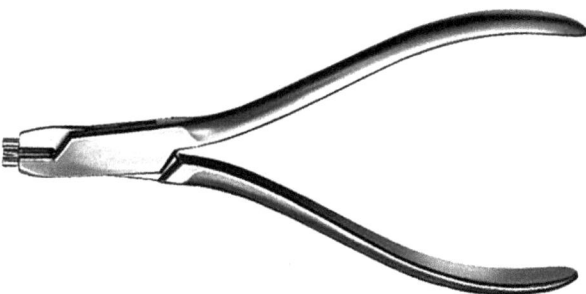

- **Naam: Plaatbuigtang driepunts**

Gebruiksdoel: Het ombuigen en torderen van mini-osteosyntheseplaatjes.

Relatie vorm/functie: De tang heeft aan één been twee ronde uiteinden en aan één been een rond uiteinde. De ronde uiteinden passen in de gaten van de mini-osteosyntheseplaatjes. De benen zijn bolvormig, zodat het instrument gemakkelijk in de hand ligt en goed kan worden dichtgeknepen. Voor de verschillende maten mini-osteosyntheseplaten bestaan er verschillende maten driepunts-plaatbuigtangen.

Bron: KLS Martin Tuttlingen.

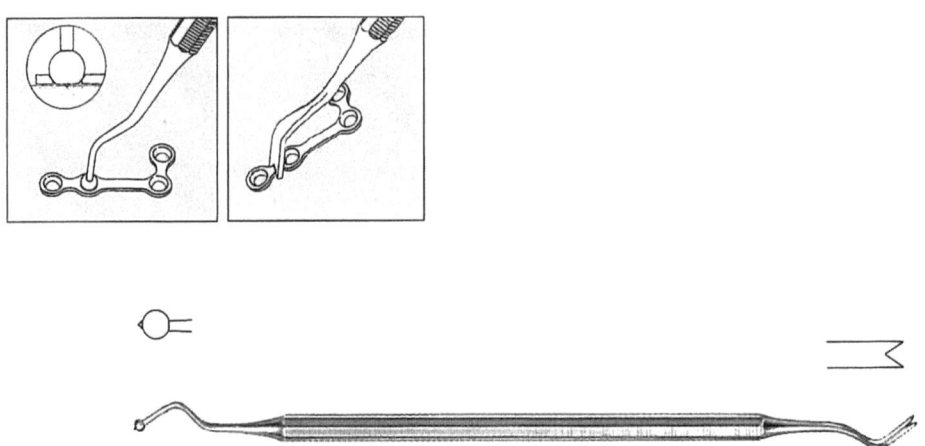

- **Naam: Plaathouder vlg. Lindorf**

Gebruiksdoel: Het vasthouden van de mini-osteosyntheseplaat tijdens het positioneren van de plaat en het boren van de schroefgaten.

Relatie vorm/functie: Het handvat is rond, zodat het instrument gemakkelijk te manipuleren is tijdens het hanteren. Het ene uiteinde bestaat uit een gevorkt deel, het andere uiteinde bestaat uit een bolletje. Beide uiteinden passen precies in de gaten van de mini-osteosyntheseplaten. Voor de verschillende maten mini-osteosyntheseplaten bestaan er verschillende maten plaathouders vlg. Lindorf.

Bron: KLS Martin Tuttlingen.

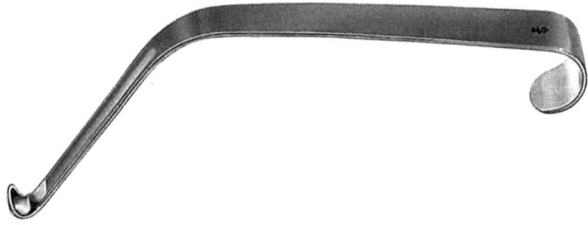

- **Naam: Progeniehaak vlg. Obwegeser, ook bekend als Obwegeser-haak met schepje**

Gebruiksdoel: Het weghouden en beschermen van de weke delen tijdens het boren.

Relatie vorm/functie: Het kommetje van de haak wordt onder de mandibula geplaatst. Deze past er precies in. De weke delen blijven dus onder de mandibula en onder de haak. Het handvat is lang, zodat het zicht tijdens de operatie niet wordt belemmerd.

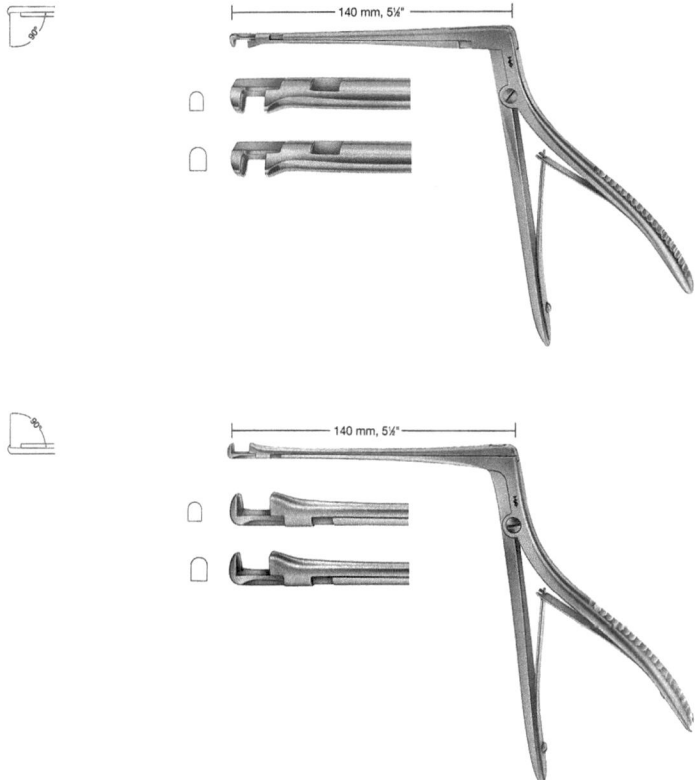

- **Naam: Punch vlg. Hajek-Kofler naar beneden en boven**

Gebruiksdoel: Wegknabbelen van bot.

Relatie vorm/functie: Punches zijn in verschillende modellen verkrijgbaar. Deze kunnen variëren in grootte, lengte, bekbreedte, op- of neerwaarts gehoekte bek en hoek van de bek.

De handgreep kan met de gehele hand worden omsloten. De bek van het instrument staat altijd open. Hiervoor zorgen de in elkaar grijpende bladveren. De handgreep zit onder het niveau van de schacht, waardoor de hand van de operateur niet in het operatieveld komt.

De bek wordt gevormd door de uiteinden van de beide schachtdelen. Eén schachtdeel is gehoekt en vormt een iets uitgeholde voetplaat, een soort aambeeld. Het uiteinde van het andere schachtdeel is eveneens iets uitgehold en heeft scherpe randen. De voetplaat wordt onder een botrand geplaatst en tegen de botrand aan getrokken. Door de handgreep in te knijpen, schuift het andere schachtdeel naar beneden en snijdt het bot af.

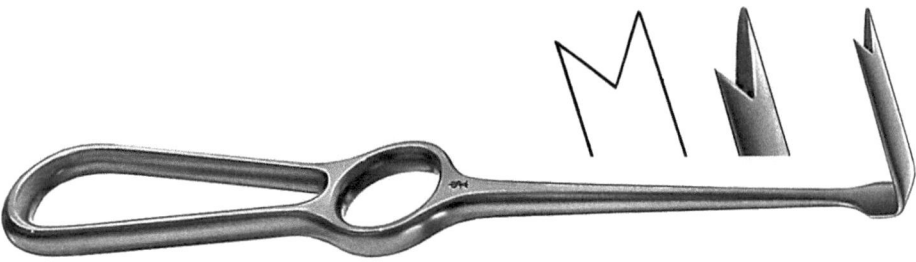

- **Naam: Ramushaak vlg. Obwegeser**

Gebruiksdoel: Het weghouden van de weke delen.

Relatie vorm/functie: Het handvat is lang en open. Hierdoor wordt bij onderhandse bediening het zicht op het operatieterrein niet belemmerd. De haak heeft aan het uiteinde een V-vorm. Deze V-vorm wordt op de bovenrand van de mandibula geplaatst en de weke delen blijven erachter.

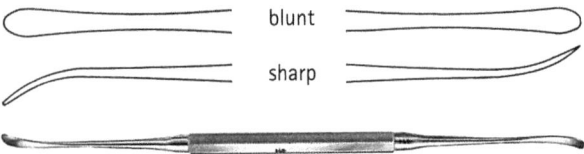

- **Naam: Rasparatorium vlg. Freer**

Gebruiksdoel: Het afschuiven van het slijmvlies of periost.

Relatie vorm/functie: Het instrument is lang, zodat het zicht op het operatieterrein tijdens het hanteren niet wordt belemmerd. Het handvat is rond, zodat manipulatie tijdens het gebruik mogelijk is. De bovenkant is scherp; deze wordt gebruikt als het slijmvlies of het periost nog één geheel is. De onderkant is stomp; deze wordt gebruikt als er een opening in het slijmvlies of het periost is en als er in de diepte blind moet worden gewerkt om zodoende zo min mogelijk weefseltrauma te veroorzaken.

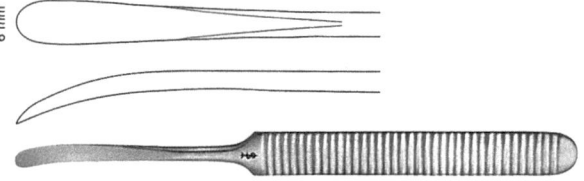

- **Naam: Rasparatorium vlg. Williger**

Gebruiksdoel: Afschuiven van periost.

Relatie vorm/functie: Een rasparatorium is bedoeld om periost van het bot af te schuiven. Periost kan met name bij kleine oppervlakken vrij vast contact hebben met bot. Daarom is het uiteinde van het instrument scherp geslepen. Het blad van het rasparatorium is niet alleen aan het uiteinde, maar ook rondom geslepen. Daardoor kan de zijkant ook worden gebruikt om mee af te schuiven. Het handvat bevat ribbels voor een betere grip.

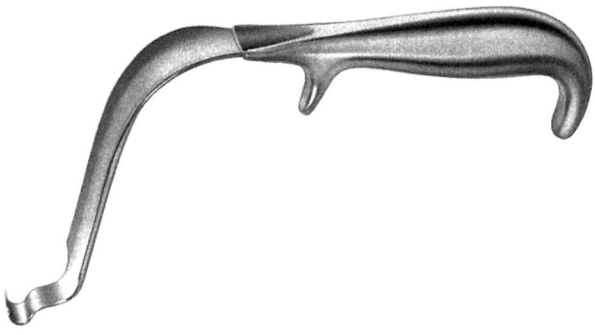

- **Naam: Retractor vlg. Lorenz voor intraorale verticale osteotomie**

Gebruiksdoel: Deze intraorale verticale osteotomieretractor wordt achter de ramus mandibula geplaatst en voorkomt het naar mediaal 'wegvallen' van de losgezaagde kaakhoek door tractie van de musculus pterygoideus medialis.

Relatie vorm/functie: Het handvat is lang, zodat dit buiten de mond te bedienen is en het zicht niet belemmert. Het uiteinde van de retractor heeft een zodanige vorm dat deze achter de ramus mandibula kan worden geschoven en stabiliteit geeft aan de mandibula tijdens de verticale osteotomie. Door de vorm van de tip van de retractor wordt voorkomen dat de losgezaagde kaakhoek naar mediaal 'wegvalt', nadat de osteotomie is voltooid.

Bron: Stryker Leibinger GmbH & CO. KG Freiburg 'Copyrighted by Stryker'.

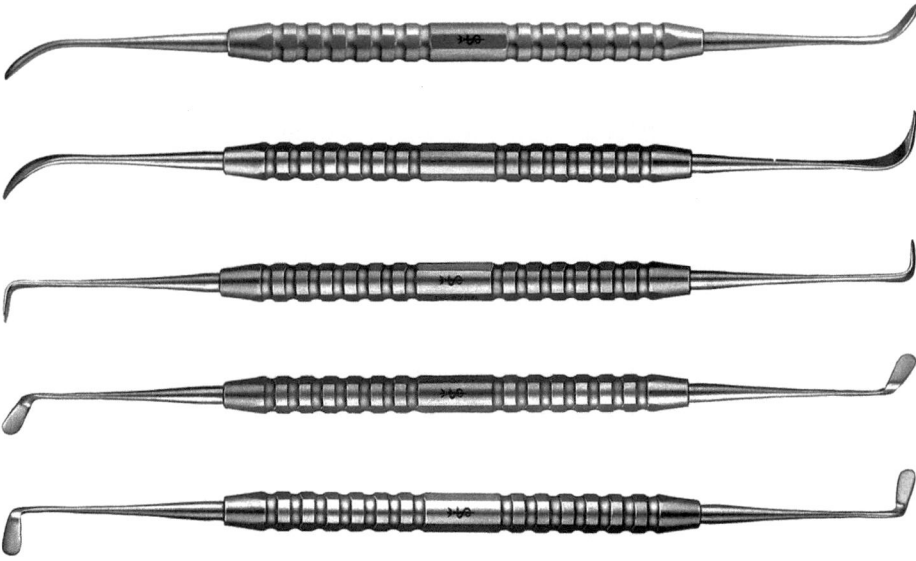

- **Naam: Sinus-lift-elevatoria**

Gebruiksdoel: Prepareren.

Relatie vorm/functie: De handvatten zijn rond, zodat de instrumenten gemakkelijk te manipuleren zijn tijdens het hanteren. Het zijn dubbelinstrumenten met aan de uiteinden verschillende maten elevatoria. Voor de verschillende stadia van membraanpreparatie worden verschillende elevatoria gebruikt.

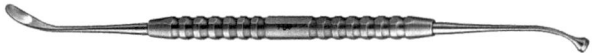

- **Naam: Sinuselevatorium met drevel**

Gebruiksdoel: De drevel wordt gebruikt om een spongiosaplastiek op zijn plaats te houden en aan te drukken.

Relatie vorm/functie: Het handvat is rond, zodat het instrument gemakkelijk te manipuleren is tijdens het hanteren. Het is een dubbelinstrument met aan één kant een elevatorium en dat aan de andere kant rond is afgevlakt. Met het afgevlakte deel wordt het vulmateriaal op zijn plaats in de sinus gehouden.

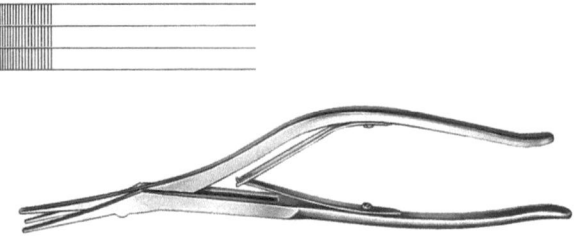

- **Naam: Splittertang vlg. Smith**

Gebruiksdoel: Het op gecontroleerde wijze uit elkaar drukken van de botstukken.

Relatie vorm/functie: Het instrument is lang, zodat het zicht op het operatieterrein niet wordt belemmerd. De benen zijn bolvormig. Daardoor ligt het instrument gemakkelijk in de hand en kan het goed worden dichtgeknepen. De in elkaar grijpende bladveren zorgen ervoor dat zodra de benen worden dichtgeknepen, de bekdelen van het instrument zich spreiden. Op deze wijze worden na het aanbrengen van de verticale zaagsnede in de mandibula de botstukken uit elkaar gedrukt. Het is belangrijk deze laatste handelingen op geleide van de beweeglijkheid van de botdelen van de mandibula te verrichten. Bij een te ruwe beweging kan er een fractuur op een ongewenste plaats ontstaan.
Bron: KLS Martin Tuttlingen.

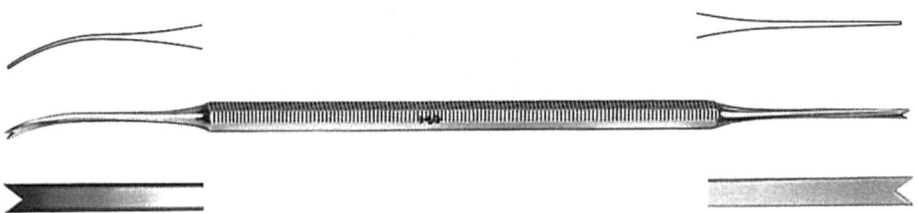

- **Naam: Tamponstopper vlg. Luniatschek**

Gebruiksdoel: Het aanduwen van rvs-draden en het aandrukken van tampons.

Relatie vorm/functie: Het handvat is rond, zodat het instrument gemakkelijk te manipuleren is tijdens het hanteren. De uiteinden hebben een V-vorm. In deze V valt de rvs-draad, waardoor deze goed te begeleiden is en in iedere gewenste vorm kan worden gebogen. Ook wordt een tampon met deze V-vorm aangedrukt in de wond.

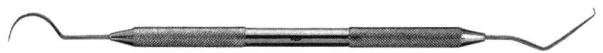

- **Naam: Tandartsensonde**

Gebruiksdoel: Instrument om mee te tasten.

Relatie vorm/functie: Het handvat is rond, zodat het instrument gemakkelijk te manipuleren is tijdens het hanteren. De uiteinden bevatten aan de ene kant een scherp haakje en aan de andere kant een gebogen haakje. Deze kunnen tussen alle elementen in worden geplaatst. Omdat er een bochtje in zit, kan men ook de achterste elementen bereiken.

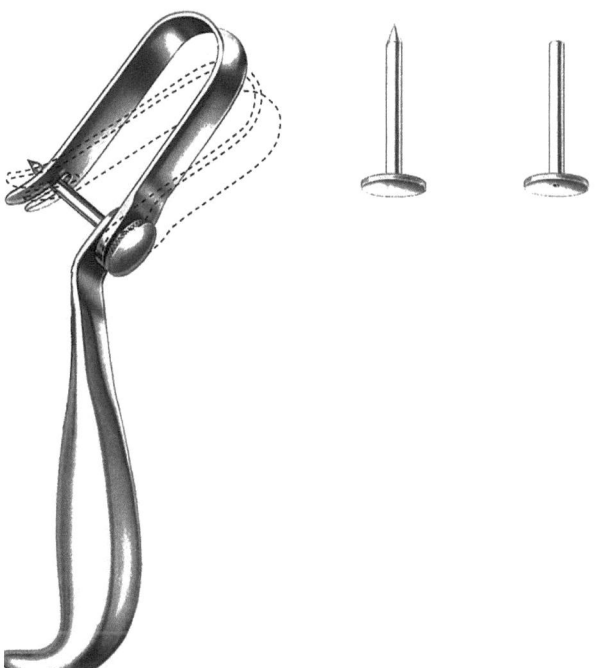

- **Naam: Transbuccaal systeem.**

Gebruiksdoel: Transbuccaal boren en aanbrengen van schroeven in de mandibula vanuit extraoraal.

Relatie vorm/functie: Het systeem bestaat uit een troicart met een boorgeleider en een handvat waaraan een wanghaak wordt gefixeerd. Via een steekgatincisie in de huid wordt het handvat met de troicart vanuit de hals tot op het bot van de mandibula opgevoerd. Hierna wordt de wanghaak om de troicart geplaatst en wordt de troicart vervangen door de boorgeleider. Via de boorgeleider worden nu de boorgaten geboord voor de schroeffixatie. De schroeven worden ook via de boorgeleider geplaatst.
   Bron: KLS Martin Tuttlingen.

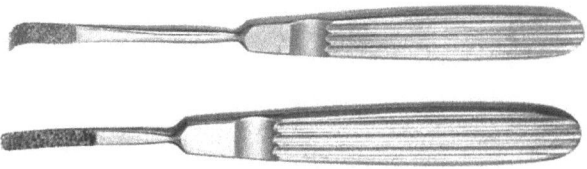

- **Naam: Vijl vlg. Reich recht en gebogen**

Gebruiksdoel: Het vijlen van onregelmatige oppervlakken.

Relatie vorm/functie: De vijl is slank aan de bovenkant en is verkrijgbaar in verschillende maten. De vijl wordt gebruikt voor het afvijlen van de onregelmatigheden in het temporomandibulaire gewricht. Het handvat heeft ribbels voor een betere grip.
    Bron: Stryker Leibinger GmbH & CO. KG Freiburg 'Copyrighted by Stryker'.

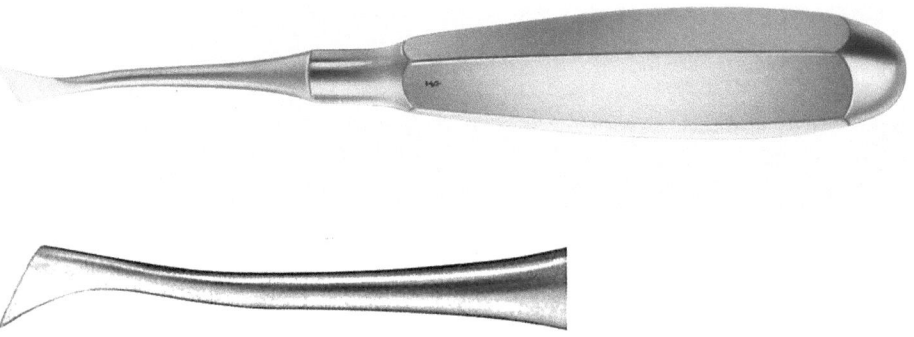

- **Naam: Vlaghevel vlg. Cryer-White**

Gebruiksdoel: Het verwijderen van wortelresten na extractie van elementen en om molaren te verwijderen.

Relatie vorm/functie: De greep is rond, zodat het instrument stevig en gemakkelijk vast te houden is. De steel is smal; dit voorkomt belemmering van het zicht. Het uiteinde is gepunt en heeft de vorm van een vlag. Hierdoor kan het instrument gemakkelijk in het wortelkanaal komen of in de wond van het zojuist geëxtraheerde element. Eventuele restjes worden met de punt verwijderd. Ook kan een molaar worden verwijderd door na het plaatsen van de vlaghevel tussen de wortels, het instrument te hevelen.

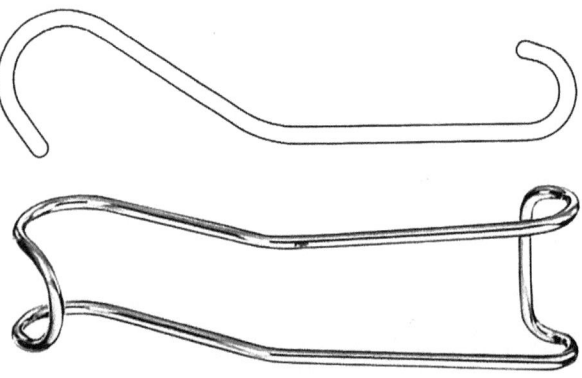

- **Naam: Wanghaak vlg. Sternberg**

Gebruiksdoel: Het weghouden van de wang.

Relatie vorm/functie: De haak is stomp en kan dus geen beschadigingen van het slijmvlies veroorzaken. De vorm is rond, zodat de lippen er goed omheen vallen. Doordat de haak open is, kan erdoorheen worden gekeken.

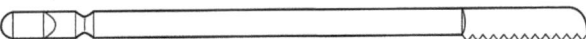

- **Naam: Zaagblad model broodzaag**

Gebruiksdoel: Het maken van een zaagsnede in de mandibula.

Relatie vorm/functie: Het zaagblad wordt in het reciproke zaaghandstuk gefixeerd. Door de vorm van het zaagblad is het mogelijk verticaal te zagen.

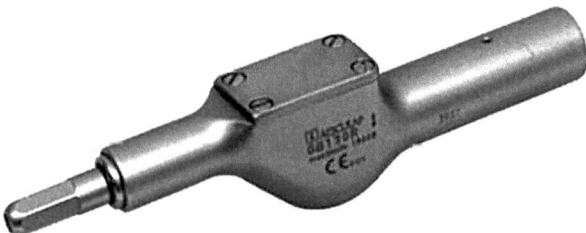

- **Naam: Zaaghandstuk reciprook**

Gebruiksdoel: Het aanbrengen van een zaagsnede.

Relatie vorm/functie: Het zaaghandstuk loopt naar het uiteinde smal toe om het zicht niet te belemmeren. Met een reciproke zaag wordt er verticaal gezaagd.

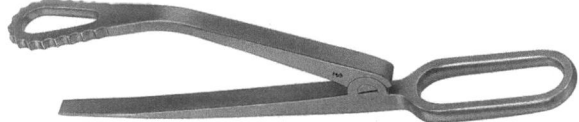

- **Naam: Zygoma-elevatorium vlg. Rowe**

Gebruiksdoel: Repositie van de arcus zygomaticus.

Relatie vorm/functie: Elevatorium bestaande uit twee scharnierende delen. Het onderste deel is een smal naar het uiteinde taps toelopend deel dat onder de arcus zygomaticus wordt ingebracht. Het bovenste deel is een bolvormig ovaal uitlopend deel dat op de huid wordt geplaatst. Door het op gecontroleerde wijze naar boven en buiten hevelen van het elevatorium kan de arcus zygomaticus worden gereponeerd.

Literatuur

Baart, J. A., et al. (1998). *Kaakchirurgie leerboek en naslagwerk voor de tandheelkundige praktijk*. Houten: Bohn Stafleu van Loghum.
Bank, C. (1995). *Kaakchirurgie*. Utrecht: Lemma.
Becking, A. G. (1998). *Dilemmas in orthognathic surgery. Academisch proefschrift*. Amsterdam: Vrije Universiteit.
Boering, G., & Nijman, J. M. (1984). *Mondheelkunde in de algemene praktijk*. Alphen aan den Rijn: Stafleu.
Carels, C. E. L. (2004). Hoogstandjes 6. Autotransplantatie bij agenesie of verlies van elementen door trauma. *Nederlands Tijdschrift Voor Tandheelkunde (NTVT), 111*, maart.
Cune, M. S., & Meijer, G. J. (2003). *Implantologie in partieel dentate situaties*. Houten: Bohn Stafleu van Loghum.
Donkelaar, H. J. ten, et al. (Red.). (2007). *Klinische anatomie en embryologie. Deel 2* (3e druk). Maarssen: Elsevier gezondheidszorg.
Everdingen, J. J. E. van & Eerenbeemt, A. M. M. van den (2012). *Pinkhof Geneeskundig woordenboek* (twaalfde, herziene en uitgebreide druk). Houten: Bohn Stafleu van Loghum.
Greebe, R. B., et al. (1992). *Chirurgische orthodontie II. De operatietechnieken en het instrumenteren*. Amsterdam: VU uitgeverij.
Huddleston Slater, J. J. R., & Stegenga, B. (2006). Pijn bij bewegingen van de onderkaak. *Nederlands Tijdschrift Voor Tandheelkunde (NTVT), 113*, november.
Jochems, A. A. A., & Joosten F. W. M. G. (2009). *Coëlho, Zakwoordenboek der geneeskunde* (27e geheel herziene druk).
Leeuw, R. de (2006). De patiënt met chronische en/of complexe orofaciale pijn: Anamnese en diagnostisch onderzoek. *Nederlands Tijdschrift Voor Tandheelkunde (NTVT), 113*, november.
Lever, E. (2006). Zwervers op zoek naar Utopia. Beleving en verwachtingen van patiënten met orofaciale pijn. *Nederlands Tijdschrift Voor Tandheelkunde (NTVT), 113*, november.
Maréchal, M. (2002). Geleide weefselregeneratie in edentate gebieden. *Nederlands Tijdschrift Voor Tandheelkunde (NTVT), 109*, november.
Meijer, G. J., et al. (2004). Complicaties tijdens en na dentoalveolaire chirurgie. *Nederlands Tijdschrift Voor Tandheelkunde (NTVT), 111*, mei.
Projectgroep Gnathologie (2003). Mucoloskeletale stoornissen van het kauwstelsel. *Nederlands Tijdschrift Voor Tandheelkunde (NTVT), 110*, juli.
Raghoebar, G. M. (2003). Implantaten in de laatste vijf decennia: Van subperiostaal naar trans- en enossaal implantaat. *Nederlands Tijdschrift Voor Tandheelkunde (NTVT), 110*, november.
Raghoebar, G. M., et al. (2004). Reconstructieve preprothetische chirurgie 1. Correcties van weke delen. *Nederlands Tijdschrift Voor Tandheelkunde (NTVT), 111*, mei.
Raghoebar, G. M., et al. (2004). Reconstructieve preprothetische chirurgie 2. Preïmplantaire chirurgie. *Nederlands Tijdschrift Voor Tandheelkunde (NTVT), 111*, mei.
Richtlijnenboek Afdeling Mondziekten en kaakchirurgie/orale pathologie, 2004. Amsterdam: VUmc.
Stegenga, B., & Bont, L. G. M. de (2006). Diagnostiek en classificatie van orofaciale pijnen in de eerste lijn. *Nederlands Tijdschrift Voor Tandheelkunde (NTVT), 113*, november.
Stegenga, B., et al. (2000). *Mondziekten en kaakchirurgie*. Assen: Van Gorcum.
Stoelinga, P. J. W. (2003). Ontwikkeling in de behandeling van aangezichtstraumata gedurende de laatste vijf decennia. *Nederlands Tijdschrift Voor Tandheelkunde (NTVT), 110*, augustus.
Stoelinga, P. J. W. (2004). Antrumperforaties. *Nederlands Tijdschrift Voor Tandheelkunde (NTVT), 111*, april.
Tuinzing, D. B., et al. (1998). *De kaakcorrectie. Waarom, wanneer, welke wijze?* Amsterdam: VU uitgeverij.
UMC St Radboud (2005). *Patiënteninformatie Osteotomie*. Nijmegen: UMC St Radboud.
UMC St Radboud (2005). *Patiëntenfolder website Fysiotherapie bij klachten van het kauwstelsel*. Nijmegen: UMC St Radboud.
Verhoeven, J. W., & Cune, M. S. (2003). Radiodiagnostiek bij de planning en de evaluatie van behandelingen met implantaten. *Nederlands Tijdschrift Voor Tandheelkunde (NTVT), 110*, maart.
VU medisch centrum (2004). *Patiëntenfolder Mondverzorging bij osteotomie/traumapatiënten*. Amsterdam: VUmc.
VU medisch centrum (2004). *Patiëntenfolder Informatie voor patiënten: kaakgewrichtsklachten*. Amsterdam: VUmc.
VU medisch centrum (2006). *Patiëntenfolder Chirurgische kaakcorrectie*. Amsterdam: VUmc.
Wal, K. G. H. van der (2005). Proefschrift 25 jaar na dato 7, Ankylose van het kaakgewricht. *Nederlands Tijdschrift Voor Tandheelkunde (NTVT), 112*, oktober.
Weber, T. (2002). *Memorix tandheelkunde*. Arnhem: Elsevier bedrijfsinformatie.
Weert, R. de (2006). *Instrumentenatlas*. Maarssen: Elsevier gezondheidszorg.
Yates, C. (2000). *A manual of oral and maxillofacial surgery for nurses*. Oxford: Blackwell Science Ltd.

Literatuur

Websites

Academisch Medisch Centrum, Universiteit van Amsterdam: ▶amc.uva.nl.
Centraal BegeleidingsOrgaan/Kwaliteitsinstituut voor de gezondheidszorg: ▶cbo.nl.
Firma Dam Medical: ▶dammedical.nl.
Nederlands Kanker Instituut, Hoofdhals Oncologie & Chirurgie: ▶hoofdhals.nki.nl.
Firma KLS Martin Tuttlingen: ▶klsmartin.com.
Nederlandse Vereninging voor Keel-, Neus-, Oorheelkunde en heelkunde van het Hoofd-Halsgebied: ▶kno.nl.
Katholieke Universiteit Leuven: ▶kuleuven.ac.be.
Nederland Tijdschrift voor Tandheelkunde: ▶ntvt.nl.
Nederlandse Vereniging voor Mondziekten, Kaak- en Aangezichtschirurgie: ▶nvmka.nl.
Nederlandse Vereniging voor Orale Implantologie: ▶nvoi.nl.
Nederlandse Vereniging van Neurochirurgen: ▶nvvn.org.
Nederlandse Wergroep Hoofd-Hals Tumoren: ▶nwhht.nl.
De Vereniging van Integrale Kankercentra: ▶oncoline.nl.
Vereniging voor Orthodontisten: ▶orthodontist.nl.
Firma Straumann: ▶straumann.de.
Universitair Medisch Centrum St Radboud Nijmegen: ▶umcn.nl.
VU medisch centrum Amsterdam: ▶vumc.nl.

Register

0-9

3D-model 55

A

aangezichtsfractuur 21
- overzicht 21
- symptomen 22

aangezichtspijn 76
aangezichtstraumatologie 20
abces
- loge- 15, 16
- periapicaal 16, 17
- submucosaal 15–17
- subperiostaal 16, 17

abcesvorming 3
abrasie 81
adenocarcinoom 111
adhesievorming kaakgewricht 78
alveolitis 12
afdekmateriaal XXI
amitriptyline 79
anamnese XI
- pijn- 76

anesthesiologische screening XIX
ankylose, extra-articulaire 44
ankylosering kaakgewricht 78
antrumperforatie 3
apexresectie 13
aqua dest 114
arcus zygomaticus XIX, 31
- fractuur 39, 42, 44
- repositie 155

arcus zygomaticus-fractuur
- operatie 44

arcusopname XIX
arterieklem vlg. Crile 136
artralgie kaakgewricht 78
artrocentese 80
artroscopie 81
ASA-klasse XX
ash 137
autotransplantatie van
gebitselementen 7

B

beeldvormend onderzoek XIII
beet
- diepe 53
- normale 53
- omgekeerde 53

Bein, hevel 142
benadering vlg. Weber-Fergusson 121
benige voorhoofdscorrectie 129
benigne tumoren 106
benzodiazepine 79
bewegingsbeperking kaakgewricht 78
Beyer, knabbeltang 143
bicorticaal 70
bilaterale sagittale
splijtingsosteotomie 55, 61
bimaxillaire fractuur 40
- operatie 40

biopsie 108
bite-wing-opname XIV
bloedverlies 12
blow-out-fractuur 42, 47
boor
- spiraal- 137

boor vlg. Lindemann 137
botopbouw, pre-implantologische 91
bottransplantaat 93, 95
- crista iliaca XXI

bottransplantatie 94
botvorming 56
bradytherapie 109
BSSO. Zie bilaterale sagittale
splijtingsosteotomie
bupivacaïne 95

C

caput mandibula 76
carcinoom
- adeno- 111
- gingiva maxilla 114
- lip- 112, 116
- mondbodem 113
- mondholte- 112
- orofarynx- 112
- palatum durum 114
- plaveiselcel- 111, 113
- tong- 113

Cawood en Howell classificatie 91
chemoradiatie 109
chemotherapie 109
chirurgie
- pre-implantologische 92
- preprothetische 90
- tumor 109

chloorhexidineoplossing XXI

classificatie
- van Lekholm en Zarb 91
- vlg. Cawood en Howell 91

CMG. Zie craniomandibulaire gewricht
CO_2-laser 110, 117
collageenmembranen 93
commando-operatie 114
condylectomie 83
cone-beam-CT XIX, 92
coronale incisie 37, 68
corpus zygomaticus-fractuur 44
corticosteroïden 80
counseling 79
craniomandibulaire disfunctie
(CMD) 76
craniomandibulaire gewricht
(CMG) 76
Crile, arterieklem 136
crista iliaca 92
- bottransplantaat XXI, 94

Cryer-White, vlaghevel 154
CT-scan XIX, 108
cytologische punctie 108
cytostatica 109

D

Dakins vloeistof 114
Denhart, mondspreider 144
dentoalveolair ingrepen 2
dentoalveolaire traumatologie 20
dentogene ontstekingen 15
dermatoom 97
desimpactietang vlg.
Rowe-Mühlbauer 137
diepe beet 52
dieptemeter 102
directe scopie 109
discus articularis 76
discusluxatie kaakgewricht 78
disfunctie
- craniomandibulaire 76
- temporomandibulaire 76

distractie 56
distractieosteogenese 56
distractor 56
- corpus mandibula 73
- ramus mandibula 73
- transmandibulaire 69
- transpalatinale 71, 72

draadspantang vlg. Pean 138
driepunts-plaatbuigtang 147
ductus submandibularis 127

E

echografie XIX
echoscopie XIX
eenfasige implantatie 102
Eisler, schuinlaterale
    halvekaakopname 22
elektrocauterisatie 81
element, anatomie XIV
els vlg. Obwegeser 145
eminectomie 86
endocarditis 3
endoscopie
- sial- 133
enophthalmus 48
enossale implantaten 90
entmetastasen 114
Epker, osteotoom 146
erytroplakie 113
- behandeling 117
excavator 138
exfoliatie 2
extractietang
- molaren bovenkaak links 138
- molaren bovenkaak rechts 139
- molaren onderkaak 139
- premolaren bovenkaak 140
- tanden bovenkaak. 140
- tanden onderkaak. 140
- verstandskiezen bovenkaak. 141
- verstandskiezen onderkaak. 141
eyelets 84

F

fixateur externe XXIII
flabby ridge 92
forced duction-test 43
fotodynamische therapie (PDT) 110
fractuur
- aangezichts- 21
- arcus zygomaticus 39, 42, 44
- bimaxillaire 40
- blow-out- 42, 47
- corpus zygomaticus 44
- indeling mandibula- 25
- Le Fort I- 20, 29
- Le Fort II- 20, 32
- Le Fort III- 21, 36
- mandibula- 20
- maxilla- 20, 22
- orbita- 22
- orbitabodem- 42
- parade- 24
- symptomen en behandeling mandibula- 26
- zygoma- 20, 21, 41

frame-implantaten 90
Freer, rasparatorium 150
Frey, syndroom van 85
frontal bossing 129
fronto-suboccipitale opname XVII
fysiotherapie kaakgewricht 79

G

gebit
- afwijkende stand 52
- kinder- XV
- volwassen XVI
gebitsprothese 91
- klachten 91
- modelleren 98
gewrichtspijn kaakgewricht 78
gezicht
- embryonale ontwikkeling 3
Gillies-benadering 45
gingivacarcinoom 114
gingivavormer 102
gipsmodel 55
glandula sublingualis 127
glandula submandibularis 126
goldchain 6, 7
Goslee, metaalbuigtang 143
granuloom
- periapicaal 16, 17
- wortel- 16
groeicentrum 83
gummy smile 64
guttapercha 14

H

Hajek, hamer 142
Hajek-Kofler, punch 149
halstumoren 111
hamer vlg. Hajek 142
hematogeen 106
Hemingway, scherpe lepel 138
hevel
- vlag- 154
- vlg. Bein 142
- werking 11
hockeystickincisie 85, 87
Hodgkin-lymfomen 111
hoofd-halsgebied
- tumoren 110
hoofd-halstumoren
- behandeling 109
huidtransplantaat 96
huidtransplantaat bovenbeen 120

I

ijsschepje (osteotoom) 147
IMF. *Zie* intermaxillaire fixatie
immunotherapie 109
implantaat
- enossaal 90
- frame- 90
- tandwortel- 91
- trans- 90
- transmandibulair 90
- transossaal 90
implantatie
- eenfasige 102
- tweefasige 102
implantologie 90
impression compound 102
incisie
- coronale 37, 68
- hockeystick- 84, 86
- steekgat- 153
- transconjuctivale 48, 68
- transorale 68
- zigzag- 130
incisief 6, 7
incisiefolie 82
indirecte scopie 108
intermaxillaire fixatie (IMF) XXIII, XXV, 23
intraorale verticale ramus-osteotomie 55, 59
IVRO. *Zie* intraorale verticale ramus-osteotomie

J

jodium XXI

K

kaak
- afwijkende stand 52
- osteotomie 52
kaakbot 91
kaakgewricht 76
- aandoeningen 77
- doorsnede 78
kaakhoekreductie 128
kaakluxatie 86
- repositie 79
kaakorthopedie, operatieve 52
kaakstandafwijking
- correctie 52
- distractie 56
kaakwal
- classificatie resorptie 91

kauwspieren 76
- diepe 77
- oppervlakkige 77
keeltampon XX
Kelsey Fry, naald 145
kindergebit
- elementen 10
- notaties en doorbraak XV, 4
kinplastiek 57
kinretractor vlg. Obwegeser 142
klosprothese 122
- plaatsen 122
knabbeltang vlg. Beyer 143

L

laboratoriumonderzoek XIII
laserbehandeling 117
lateral swing 131
laterale schedelopname XVII
lavage 81
Le Fort, osteotoom 146
Le Fort I-fractuur 20, 29
- operatie 30
Le Fort II-fractuur 20, 32
- operatie 33
Le Fort III-fractuur 21, 36
- operatie 37
Le Fort I-osteotomie 52, 55, 63
Lekholm en Zarb, classificatie 91
leukoplakie 113
- behandeling 117
lichamelijk onderzoek XII
Lilienfeld
- occipitomentale opname XVII, 22
Lindemann, boor 137
Lindorf, plaathouder 148
lip
- wigexcisie 116
lipcarcinoom 112, 116
logeabces 15, 16
Lorenz-retractor 60, 128, 151
Luniatschek, tamponstopper 152
luxatie kaakgewricht 78
lymfeklieren, indeling (hals) 107
lymfogeen 106
lysis van adhesies 81

M

magnetic resonance imaging 108
malignant lymphoma 111
maligne tumoren 106
man/vrouw-operatie 126
mandibula 20, 24
- anatomie XII
- anatomie lateraal XIII
- kauwspieren 77
- transplantatie 97
mandibulafracturen 20
- indeling 25
- operatie 27
- symptomen en behandeling 26
mandibulaire retrognatie 52
mandibulotomie 126, 131
maxillafractuur 20, 22
maxilla
- kauwspieren 77
- omslagplooiplastiek 98
maxillectomie 120
mealtime syndrome 133
melkgebit 2
metaalbuigtang vlg. Goslee 143
metaaldraadknipschaar 144
metastase
- ent- 114
- regionale 106
micro-osteosynthese XXIII
mini-osteosynthese XXIV
mini-osteosynthesemateriaal XXIII
Mommaerts, transorale zygoma-
    sandwichosteotomie 67
mondbodemcarcinoom 113
mondbodemtumoren 110
mondholtecarcinoom 112
mondspreider vlg. Denhart 144
monocorticaal 70
morfinepreparaten XXV
morfinomimetica XXV
Mörmann, mucotoomhandstuk 145
MRI XIX, 108
mucotoomhandstuk vlg.
    Mörmann 145
mucutoomkopje 145
mucutoommesje 145
musculus masseter 20, 76
musculus pterygoideus lateralis 76
musculus pterygoideus medialis 76
musculus temporalis 76
myogene bewegingsbeperking kaak-
    gewricht 78

N

naald
- vlg. Kelsey Fry 145
- vlg. Obwegeser 145
NaCl 0,9 % 114
nasofarynxtumoren 110
natriumhypochloriet 0,5 % 114
Nederlandse Werkgroep
    Hoofd-HalsTumoren 115
non-Hodgkin-lymfomen 111

NSAID XXV, 79
NWHHT 115

O

Obwegeser
- els 145
- haak met schepje 148
- kinretractor 142
- naald 145
- osteotoom 146
- osteotoom neusseptum 147
- progeniehaak 148
- ramushaak 150
- twisttang 143
occipitomentale opname
- vlg. Lilienfeld XVII, 22
- vlg. Waters XVII
occlusale opname XVII
OK-team, opstelling XXII
omslagplooiplastiek 93, 96
- in maxilla 98
oncologie 106
onderzoek
- beeldvormend XIII
- laboratorium XIII
- lichamelijk XII
onlaytechniek 93
oogbolbeweging, gestoorde 43
operatiegebied voorbereiden 37
operatieve kaakorthopedie 52
opname
- occipitomentale XVII
orbita
- anatomie 46
orbitabodemfractuur 42
orbitafractuur 22
orbitawandfractuur
- operatie 46
orofarynxcarcinoom 112
orthodontist bij osteotomie 52
orthopantomogram (OPT) XVII, 22, 54
os frontale, correctie 129
osseo-integratie 90
osteoartrose kaakgewricht 78
osteosynthesemateriaal XXIII
osteotomie
- kaak 52
- Le Fort I 52, 55, 63
- sagittale splijtings- 52
- splijtings- 55, 61
- verticale ramus 52, 55, 59
- zygoma 66, 67
osteotoom
- gebogen met knop 146
- ijsschepje 147
- neusseptum vlg. Obwegeser 147

- vlg. Epker 146
- vlg. Le Fort 146
- vlg. Obwegeser 146
osteoyntheseplaten, maten XXIV
overbeet 53

P

palatum durum carcinoom 114
palatummucosatransplantaat 96, 97
paracetamol 79
paradefractuur 24
PDT 110
Pean, draadspantang 138
periapicaal abces 16, 17
periapicaal granuloom 17
- ontwikkeling 16
periostitis 16, 17
perizygomadraden
- aanbrengen 122
perizygomaticumdraad 98
perizygomaticusdraad 31
PET-scan 108
pijnanamnese 76
plaatbuigtang, driepunts 147
plaathouder vlg. Lindorf 148
plaatpincet 147
plaveiselcelcarcinoom 111, 113
positronemissietomografie 108
pre-assessment XIX
pre-implantologische botopbouw 91
pre-implantologische chirurgie 92
preprothetische chirurgie 90
progeniehaak vlg. Obwegeser 148
punch vlg. Hajek-Kofler 149

R

radiotherapie 109
RADPLAT-therapie 109
ramushaak vlg. Obwegeser 150
rasparatorium
- vlg. Freer 150
- vlg. Williger 45, 150
reciproke zaag 155
reconstructieplaat 132
reductie
- kaakhoek- 128
- supraorbitale 129
regionale metastase 106
Reich, vijl 154
repositie
- kaakluxatie 79
retentie 101
retractor
- Lorenz- 60, 128, 151

röntgenopnamen
- extraoraal XVII
- intraoraal XIV
röntgenschedelprofiel (RSP) 54
Rowe, zygoma-elevatorium 155
Rowe-Mühlbauer, desimpactietang 137

S

sagging chin 98
sagittale splijtingsosteotomie 52, 55, 61
sandwichtechniek 93
schedel, anatomie XII
schedelopname
- lateraal XVII
- voorachterwaartse XVII
scherpe lepel vlg. Hemingway 138
schoon sluiten 114
schuinlaterale halvekaakopname vlg. Eisler 22
scopie
- directe 109
- indirecte 108
Scotts retractors 87
sialendoscopie 133
sinus-lift-elevatoria 151
sinus maxillaris
- bodem verhogen 99
- bottransplantaat 99
- fractuur 22
- tumor 120
sinusbodemelevatie 93, 99
sinuselevatorium met drevel 152
skeletale analyse 54
skeletale fixatie 31
slijmvliesafwijkingen 113, 117
Smith, splittertang 152
snorretje 35
speekselklieren 126
spiraalboor 137
splijtings(split)osteotomie 52
splijtingsosteotomie 55, 61
splint 79
splittertang vlg. Smith 152
stabilisatieopbeetplaat 79
steekgatincisie 153
Sternberg, wanghaak 155
submentovertex XIX
submucosaal 16
submucosaal abces 15, 17
subperiostaal abces 16, 17
supraorbitale reductie 129
syndroom van Frey 85

T

tamponstopper vlg. Luniatschek 152
tandartsensonde 153
tandfilm XIV
tandwortelimplantaat 91
temporomandibulaire disfunctie (TMD) 76
temporomandibulair gewricht (TMG) 76
tendomyalgie kaakgewricht 78
titanium-osteosynthesemateriaal XXIII
TMG. Zie temporomandibulair gewricht
TMI. Zie transmandibulaire implantaten
TNM-classificatie 106
tongcarcinoom 113
tongtumor 118
Towne
- fronto-suboccipitale opname XVII
- voorachterwaartse schedelopname XVII, 22
transbuccaal systeem 153
transconjuctivale incisie 48, 68
transimplantaat 90
transmandibulaire distractor (TMD) 69
transmandibulaire implantaten 90
transorale incisie 68
transorale zygoma-sandwichosteotomie vlg. Mommaerts 67
transossale implantaten 90
transpalatinale distractor (TPD) 71
transpalatinale distractor 72
transplantaat
- bot- 95
- huid- 96
- palatummucosa- 96, 97
traumatologie
- aangezichts- 20
- dentoalveolaire 20
trekhechting 118
troicart 63
tuberculum articulare 76
tumoren
- behandelingen hoofd-halsgebied 109
- benigne 106
- hals 111
- hoofd-halsgebied 106, 110
- maligne 106
- mondbodem 110
- nasofarynx- 110
- onderzoeken 107
- sinus maxillaris 120
- TNM-classificatie 106

- tongrand 118
- wangslijmvlies 114
tumormarges 115
tweefasige implantatie 102
twijnen 28, 138
twisttang vlg. Obwegeser 143

V

vaatklem 136
vaporisatie 117
verstijving kaakgewricht 78
verticale ramus-osteotomie 52, 55, 59
vessel sealing 118
vijl vlg. Reich 154
vitalium 90
vizierlap 37
viziersnede 68
vlaghevel, werking 11
vlaghevel vlg. Cryer-White 154
volwassen gebit
- elementen 10
- notaties en doorbraak XVI, 5
voorachterwaartse schedelopname
    vlg. Towne XVII, 22
voorhoofdscorrectie, benige 129

W

wafer 55
wanghaak vlg. Sternberg 155
wangslijmvliestumor 114
Weber-Fergusson, intra- en extraorale
    benadering 121
wekedelenprofiel 54
werkschacht 83
wigexcisie lip 116
Williger, rasparatorium 150
wortelgranuloom 16
wortelrest verwijderen 11

Z

zaagblad model broodzaag 155
zaaghandstuk reciprook 155
zigzagincisie 130
zygoma-augmentatie 68
zygoma-elevatorium vlg. Rowe 155
zygomafractuur 20, 21, 41
- operatie 42
zygomaosteotomie 66, 67
- vlg. Mommaerts 67

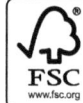

MIX
Papier aus verantwortungsvollen Quellen
Paper from responsible sources
FSC® C105338

If you have any concerns about our products,
you can contact us on
ProductSafety@springernature.com

In case Publisher is established outside the EU,
the EU authorized representative is:
**Springer Nature Customer Service Center GmbH
Europaplatz 3, 69115 Heidelberg, Germany**

Printed by Libri Plureos GmbH
in Hamburg, Germany